Hashim Mohamed

Conseils fondés sur des données probantes pour les
professionnels de la santé

AF141389

Hashim Mohamed

Conseils fondés sur des données probantes pour les professionnels de la santé

ScienciaScripts

Imprint

Any brand names and product names mentioned in this book are subject to trademark, brand or patent protection and are trademarks or registered trademarks of their respective holders. The use of brand names, product names, common names, trade names, product descriptions etc. even without a particular marking in this work is in no way to be construed to mean that such names may be regarded as unrestricted in respect of trademark and brand protection legislation and could thus be used by anyone.

Cover image: www.ingimage.com

This book is a translation from the original published under ISBN 978-3-330-32740-5.

Publisher:
Sciencia Scripts
is a trademark of
Dodo Books Indian Ocean Ltd. and OmniScriptum S.R.L publishing group

120 High Road, East Finchley, London, N2 9ED, United Kingdom
Str. Armeneasca 28/1, office 1, Chisinau MD-2012, Republic of Moldova, Europe
Printed at: see last page
ISBN: 978-620-7-42023-0

Auteurs contributeurs

Badriya Al Lenjawi

Directrice exécutive adjointe des soins infirmiers à la Hamad Medical Corporation à Doha, au Qatar. Elle a obtenu son diplôme d'infirmière à la Qatar School of Nursing à Doha, au Qatar. Elle a obtenu un doctorat en philosophie (Ph-D) à l'université de Greenwich dans le Kent, au Royaume-Uni, en se concentrant sur le diabète. Les articles du Dr Al-Lenjawi ont été publiés dans plusieurs revues, notamment le Middle East Journal of family Medicine, l'Australian Wound Practice & Research, le Journal of Lymphedema (Royaume-Uni) et le Journal of Diabetic Foot Complications (États-Unis). Elle a commencé sa carrière de 30 ans en cardiologie médicale et dans le service cardiovasculaire et a occupé divers postes de direction au sein de l'entreprise.

Dr. SuhailaGhuloum, FRCPsych

Suhaila Ghuloum, FRCPsych, est psychiatre consultante principale à la Hamad Medical Corporation, au Qatar, et professeur associé à la Weill Cornell Medicine. Elle a occupé plusieurs fonctions nationales et internationales, notamment auprès de l'OMS-EMRO, du conseil du CCG pour la santé mentale, de la présidence du département de psychiatrie et de la rédaction de la stratégie et de la loi nationales du Qatar en matière de santé mentale. Elle fait partie des comités exécutifs de l'Arab Board in Psychiatry et de l'Arab Federation of Psychiatrists. Elle participe à plusieurs initiatives, notamment l'Institut des neurosciences, l'Institut des maladies métaboliques et les systèmes de santé universitaires.

SabaTazeen Sheikh MBBS, MRCPsych, Diplôme de psychiatrie

Le Dr SabaTazeen Sheikh travaille comme médecin spécialiste dans le département de psychiatrie du South West Yorkshire Partnership Mental Health Trust NHS. Elle travaille depuis cinq ans dans diverses sous-spécialités de la psychiatrie. Ses intérêts pédagogiques comprennent la santé mentale des femmes et des enfants et la psychiatrie périnatale.

Lolwa Maslamani MD

Le Dr Lolwa est consultante en médecine familiale et directrice du centre de santé Al-Rayyan. Elle a obtenu son diplôme arabe de médecine familiale et une bourse post-doctorale de l'Imperial College de Londres, au Royaume-Uni. Elle est un leader inspirant dans le domaine de la médecine familiale et s'est récemment qualifiée dans le cadre du Qatar Leadership Program. Elle est également un membre actif du comité d'orientation sur la santé mentale au sein du centre de soins primaires de Doha, au Qatar.

Préface

Cet ouvrage s'adresse aux professionnels de la santé, notamment aux psychologues, psychiatres, médecins de famille, internistes, infirmières et travailleurs sociaux. Pour de nombreuses raisons, notamment l'importance de la santé psychologique et son impact sur la santé physique, ainsi que le manque d'ouvrages fondés sur des données probantes pour fournir une approche adéquate du conseil, la plupart des ouvrages médicaux ou psychologiques n'offrent pas aux professionnels de la santé une exposition suffisante au conseil. Un texte simple, pratique, lisible et compréhensible, avec des scénarios concrets, est devenu une nécessité.

Avant-propos

Le conseil est une composante essentielle de notre travail quotidien en tant que médecins de famille. Bon nombre des patients que nous voyons chaque jour sont confrontés à des difficultés importantes dans leur vie. En tant que médecins de famille, nous savons que nous pouvons aider nos patients si nous possédons les compétences nécessaires pour être un conseiller efficace.

Dans cet ouvrage, le Dr Hashim Mohamed donne son point de vue personnel sur l'importance du conseil dans les consultations de soins de santé en médecine familiale. Il a examiné la base factuelle et souligné la raison et la nécessité pour les personnes travaillant dans la médecine familiale d'être compétentes en matière de conseil. Il a décrit les différentes aptitudes et compétences nécessaires pour devenir un conseiller sensible à la culture. Il a également fourni des détails sur les techniques qui peuvent être utilisées par les médecins de famille et les autres professionnels de santé communautaires dans leur travail quotidien.

L'approche pratique de cet ouvrage sera appréciée par les professionnels de la santé très occupés. Il n'hésite pas à aborder certains des défis contemporains les plus sérieux auxquels sont confrontés les professionnels de la santé, y compris les besoins de conseil des réfugiés ayant fui la guerre et les conflits. J'espère que la lecture de ce livre vous apportera autant qu'à moi.

Professeur Michael Kidd

Président de l'Organisation mondiale des médecins de famille (2013-2016)

Président du département de médecine familiale et communautaire, Université de Toronto, Canada

Professeur de soins primaires globaux, Faculté de médecine, de soins infirmiers et de sciences de la santé, Université Flinders, Australie

Remerciements

Nous tenons à remercier les personnes suivantes pour leur contribution :

- **Professeur Michael Kidd**, président de l'Organisation mondiale des médecins de famille (2013-2016), président du département de médecine familiale et communautaire, Université de Toronto, Canada. Professeur de soins primaires mondiaux, Faculté de médecine, de soins infirmiers et de sciences de la santé, Université Flinders, Australie.
- **Badriya Al Lenjawi, PhD,** pour avoir contribué à l'encadrement et au mentorat du chapitre.
- **SabaTazeen Sheikh MD** pour sa contribution au chapitre 11 (thérapie familiale).
- **Lolwa R. Al-maslamani, MD,** pour sa contribution au chapitre vingt-trois.
- **SuhailaGhuloum MD** pour sa contribution au chapitre vingt.
- **Les mères et les patients** qui ont contribué au chapitre treize.
- **M. Noel Scanlon** pour sa relecture et son édition
- **M. Nilo Martinez** pour son aide dans la mise en page et la conception.

Je tiens à exprimer ma gratitude aux nombreuses personnes qui m'ont accompagné dans la réalisation de ce livre ; à tous ceux qui m'ont apporté un soutien constant, qui ont lu, écrit, fait des commentaires et participé à la rédaction, à la relecture et à la conception.

Je tiens avant tout à remercier ma femme, Badriya, et le reste de ma famille, qui m'ont encouragé et soutenu malgré tout le temps que j'ai passé loin d'eux. Ce fut un voyage difficile et long pour eux.

A propos de l'auteur

Le Dr Hashim Mohammad est professeur associé au Weill Cornell Medical College, au Qatar, et consultant principal en médecine familiale au centre de santé Um Ghwailina, à Doha, au Qatar. Il est diplômé du Collège royal des chirurgiens d'Irlande et certifié par le Conseil arabe de médecine familiale. Il est examinateur pour le conseil arabe de médecine familiale, président du groupe de viabilité tissulaire du Golfe et ancien membre de l'American Diabetes Association, de la Qatar Diabetes Association et de l'American Association of clinical endocrinologists. Les articles et les résumés du Dr Mohamed ont été publiés dans de nombreuses revues, dont Diabetology International, Tissue viability journal, Wounds, Primary care Diabetes, Journal of Lymphoedema, Qatar Medical Journal, Current Urology, Middle East Journal of Family Medicine, Saudi Medical Journal et Singapore Medical Journal.

Le Dr Mohamed est examinateur pour le Conseil arabe des spécialités médicales et supervise les étudiants en doctorat, en master et en diplôme. Il est également formateur à temps partiel dans le cadre du programme de formation en médecine familiale. Le Dr Mohamed s'intéresse notamment à l'étude de la psychiatrie, au conseil, à l'encadrement et au mentorat, ainsi qu'à l'épidémiologie du diabète. Le Dr Mohamed a présenté des articles scientifiques au niveau local et international et a reçu le prix de la meilleure présentation orale lors du troisième congrès de médecine familiale WONCA-East-Mediterranean 2016, à Dubaï, aux Émirats arabes unis, ainsi que le prix de la meilleure présentation orale lors de la première conférence internationale de médecine familiale dans le Sultanat d'Oman, en janvier 2009. Le Dr Mohamed est co-auteur d'un livre éducatif intitulé "Diabetes", écrit spécifiquement pour les patients diabétiques en arabe et en anglais, et a écrit un chapitre dans un livre scientifique intitulé "Cellular and biological mechanism of honey wound healing". Il est rédacteur en chef adjoint du Journal of Medical Case Reports, du Middle East Journal of Family Medicine, du Journal of Molecular & Genetic Medicine, du Journal of Microbiology & Antimicrobials, du EC Neurology journal et du Journal of food, Nutrition & Dietetics.

Dédicace

Ce livre est dédié à mon père qui a travaillé très dur pour m'éduquer et m'offrir les meilleures conditions de vie et d'éducation. Il a rêvé que je devienne médecin toute sa vie, mais il est malheureusement décédé avant de réaliser son rêve.

Table des matières

INTRODUCTION

Le conseil est un besoin humain fondamental qui implique une communication face à face entre un conseiller et son client, dans le but d'aider ce dernier à comprendre son ou ses problèmes et à prendre des décisions éclairées en vue d'un changement. Bien que le conseil soit classiquement considéré dans le contexte des troubles mentaux courants (tels que l'anxiété et la dépression) dans les soins primaires[1] , une telle limitation de l'application du conseil dans les soins primaires est futile pour de nombreuses raisons. Tout d'abord, le conseil est pratiqué par de nombreux professionnels de la santé, que ce soit dans un format structuré ou non, pour gérer des cas tels que l'annonce d'une mauvaise nouvelle, la dépression postnatale, l'insatisfaction du client et les litiges, la résolution de conflits interdisciplinaires et, enfin et surtout, la psychosomatisation. Deuxièmement, le conseil est également pratiqué par des non-professionnels de la santé, comme dans la résolution de conflits, les transactions commerciales et les entretiens. Enfin, en tant qu'êtres humains, nous avons besoin de nous conseiller nous-mêmes (auto-conseil) chaque jour, lorsque nous rencontrons des difficultés dans notre vie quotidienne sans nous en rendre compte, afin de maintenir notre cohérence et notre harmonie intérieure.

Ce chapitre ne peut pas constituer un examen complet du domaine de la consultation. Ce chapitre ne décrit pas en détail la philosophie du conseil, mais tente plutôt d'offrir une approche pratique aux professionnels de la santé dans leur travail quotidien.

Il est assez ironique que des professionnels de la santé travaillant dans des conditions stressantes soient invités à s'occuper des personnes vulnérables alors qu'ils sont eux-mêmes vulnérables. Par exemple, il arrive qu'un professionnel de la santé soit confronté à une femme qui demande de l'aide parce que son mari la maltraite physiquement, verbalement et émotionnellement, alors qu'au cours de la même consultation, sa fille est amenée dans un fauteuil roulant parce qu'elle ne peut pas marcher en raison d'un trouble aigu de la conversion. Comment faire face à une telle situation ? Un autre exemple est celui d'une femme dont le mari est en mission militaire et qui entre dans votre clinique avec son enfant de treize ans atteint de diabète de type 1 et souffrant de crises d'hypoglycémie répétées, alors qu'elle présente tous les signes et symptômes d'une dépression sévère. Il s'agit d'exemples réels auxquels tout professionnel de la santé peut être confronté.

En général, les professionnels de la santé perçoivent leurs clients comme des individus "uniformes". Cependant, chaque individu est unique à sa manière, avec des traits de personnalité, des expériences, des aspirations, un contexte social, etc. qui lui sont propres. C'est pourquoi nous pouvons avoir tendance, de manière inconsciente, à prodiguer des conseils de manière uniforme ("une taille unique"), en particulier lorsque la clinique est très fréquentée ou lorsqu'un ensemble de conseils écrits est remis aux patients. Au lieu de cela, les conseils de routine et les informations sur le mode de vie doivent être "adaptés" au client[2] en adaptant les informations et les conseils à la situation unique de l'individu. Le temps consacré au conseil varie en fonction de nombreux facteurs, notamment le type de système de santé, le conseil individuel ou de groupe, le type de questions abordées, les contraintes de temps, etc.

Des enregistrements vidéo ont été réalisés lors de consultations de médecins généralistes aux Pays-Bas entre 2007 et 2008[3] . L'enregistrement vidéo de ces consultations a permis de constater que les conseils prodigués par les médecins généralistes en matière de mode de vie variaient. L'activité physique (61 %), le tabagisme (46 %) et/ou les habitudes alimentaires (43 %) et la consommation d'alcool (19 %) sont les sujets les plus souvent abordés. La durée moyenne d'un entretien sur le mode de vie variait de 0,28 minute pour la consommation d'alcool à 1,29 minute pour les habitudes alimentaires.

Les services de conseil tentent, dans la mesure du possible, de combler les déchirures du tissu de la vie du client. Cela passe par un changement d'attitude constructif de la part du client grâce au conseil. Le conseil est une interaction théorique entre le conseiller et le client qui nécessite un ensemble de compétences reconnues en matière de communication afin d'aider le conseiller à faciliter le changement et, en fin de compte, à donner au client les moyens d'atteindre un bien-être holistique. Le conseil peut prendre plusieurs formes : individuel, en couple, en famille ou en groupe.

L'objectif de ce chapitre est triple. Premièrement, explorer la raison d'être et la nécessité du conseil dans le cadre des soins de santé. Deuxièmement, proposer différentes aptitudes et compétences qui devraient faire partie intégrante de ce que l'on peut définir comme un conseiller sensible à la culture. Troisièmement, préconiser différentes techniques/stratégies qui peuvent être utilisées par les travailleurs de la santé dans leurs cliniques très occupées.

Un conseiller efficace permettra en fin de compte de réduire les souffrances, de diminuer les coûts, de renforcer la confiance et d'améliorer la santé.

Brown et Schhulberg (1995)[4] affirment qu'il n'existe aucune preuve solide de l'efficacité supérieure du conseil par rapport aux soins habituels. Cette affirmation générale est injustifiée pour de nombreuses raisons. Tout d'abord, cette étude, basée sur une recherche Medline de 1974 à 1995, n'était pas très claire et ne définissait pas certains termes tels que "traitements psychosociaux" et "traitements manuels". Deuxièmement, 19 essais contrôlés randomisés ont été inclus dans l'étude, dont 18 portaient sur l'efficacité et quatre sur les effets du traitement sur l'utilisation des soins de santé. Troisièmement, les données publiées examinées étaient de faible qualité en raison de l'absence de spécification des interventions, de l'absence de spécification de l'expertise des conseillers et de l'absence de résultats clairs dans ces essais. Quatrièmement, l'analyse de l'intention de traiter n'a été utilisée que dans trois études, ce qui peut influencer les conclusions sur l'efficacité. Enfin, les outils d'évaluation non structurés de la morbidité, tels que les entretiens psychiatriques, l'orientation par le médecin de famille et le dépistage à l'aide du questionnaire général sur la santé, n'ont été utilisés que par 10 de ces études.

Il est extrêmement difficile d'évaluer l'efficacité du conseil en médecine familiale car le facteur le plus important peut être la relation médecin-client et les avantages les plus importants peuvent être à long terme, deux éléments extrêmement difficiles à mesurer. Il est prouvé que le conseil est apprécié à la fois par les patients et les médecins de famille. Certaines études confirment l'opinion des médecins généralistes selon laquelle ils réduisent les références externes, l'utilisation de médicaments psychotropes et les contacts avec les médecins généralistes à court terme, ce qui peut compenser partiellement ou totalement les coûts du conseil[5,6] .

Références

[1]

Bower P., Rowland N., Hardy R. (2003). *The Clinical Effectiveness Of Counselling In Primary Care : A Systematic Review And Meta-Analysis*. Psychological Medicine, pp 203-215. doi : 10.1017/50033291702006979.

[2] Wanyonyi K.L., Themessl-Huber M., Humphris G., Freeman R. (2011). *A Systematic Review And Meta-Analysis Of Face-To-Face Communication Of Tailored Health Messages : Implications for Practice*. Patient EducCouns. 85 : 348-355. 10.1016/j.pec.2011.02.006.

[3ki]

Noordman J., Van der Lee I., Nielen M., Vlek H., van der Weijden T., van Dulmen 5. (2012) *Do Trained Practice Nurses Apply Motivational Interviewing Techniques In Primary Care Consultations ?* Journal of Clinical Medicine Research;4(6):393-401.

[4] Brown C., Schulberg H.C. (1995). *The Efficacy Of Psychosocial Treatments In Primary Care : A Review Of Randomised Clinical Trials*. General Hospital Psychiatry ; 17(6):414-42.

[5] Corney R.H. (1990). *CounsellingIn General Practice - Does It Work ?* Discussion paper. Journal of the Royal Society of Medicine ; 83 : 253-257.

[6] Friedli K., King M. (1996). *CounsellingIn General Practice : A Review*. Primary Care Psychiatry, 2 : 205-216.

CHAPITRE 1

- Raison d'être du conseil dans le système de soins de santé
- La santé psychologique et son lien avec la santé physique
- L'agent de santé en tant que facilitateur compétent

Raison d'être du conseil dans le système de soins de santé

Les médecins de famille sont idéalement placés pour promouvoir de manière proactive la santé et la médecine préventive en s'informant rapidement sur les attitudes, les croyances, les préoccupations et les décisions relatives au mode de vie de leurs patients et en leur prodiguant des conseils sur les événements de la vie. Au Royaume-Uni, deux tiers de la population consultent leur médecin de famille une ou plusieurs fois par an et 90 % au moins une fois en cinq ans.

En outre, les attitudes des patients sont positives lorsqu'il s'agit pour les médecins de famille de sonder leur monde intérieur[2-4]. Des données antérieures ont montré que, bien que les médecins de famille aient intégré le conseil comme partie intégrante de leur rôle,[5-8] ils sont prudents quant à son efficacité pour obtenir un changement de comportement chez les patients[5] et ont rencontré des difficultés pour mettre en œuvre cette approche dans leurs consultations[7]. Ces résultats peuvent expliquer les niveaux apparemment faibles de conseil dispensé par les médecins de famille au Royaume-Uni[9] malgré l'encouragement du gouvernement par l'introduction de stratégies contractuelles pour ce travail[10-11].

La morbidité psychiatrique est prévalente chez les patients qui consultent leur médecin de famille[12-13]. Dans une étude, on estime que 28 % des consultations de médecins de famille concernaient des clients présentant une morbidité psychiatrique et que 19 % des clients consultés nécessitaient une prise en charge psychiatrique[14]. Selon Goldberg et Blackwell (1970)[12], la majorité des clients sont pris en charge au niveau des soins primaires et seulement 5 % sont orientés vers des services psychiatriques. Bien que la majorité des morbidités psychiatriques observées par les médecins de famille soient moins graves que celles traitées par les psychiatres, elles représentent un fardeau énorme pour tout système de santé ou toute société en termes d'investigations, de coûts de médicaments, de faible qualité de vie et d'absentéisme au travail. Il y a donc un immense intérêt à développer des compétences et des techniques de conseil pour les médecins de famille afin qu'ils puissent traiter les clients présentant des problèmes psychosociaux mineurs.

La santé psychologique et son lien avec la santé physique

Pendant une période de stress, qu'il soit interne ou externe, les patients s'efforcent généralement de maintenir leur harmonie intérieure et les conflits internes les plongent dans la tourmente. Les patients tentent d'étouffer ces conflits intérieurs, mais ils finissent par se manifester sous forme de dépression, d'anxiété ou de somatisation psychique. En conséquence, les patients adoptent certains comportements tels que l'évitement, la confrontation, le tabagisme, l'abus d'alcool ou même la prise de drogues illicites[15]. Ces comportements finissent par perturber non seulement l'équilibre intérieur et extérieur du patient, mais aussi celui de son entourage en termes de conflits conjugaux, de problèmes professionnels, etc. Les services de conseil aident à rétablir cet équilibre. Les clients s'engagent généralement lorsque le consolateur leur offre de la chaleur, de l'acceptation et une approche non culpabilisante.

Bien que les conseillers soient des professionnels à part entière et qu'ils offrent leurs services à une grande partie de la population des patients, leur inclusion dans la médecine familiale est controversée. Par exemple, un patient peut consulter un conseiller pour une dépression légère, puis un médecin de famille pour sa tension artérielle, puis un endocrinologue pour son diabète, et ainsi de suite. Une option consiste donc à donner aux médecins de famille les moyens d'impliquer leurs clients dans le rétablissement de l'équilibre.

Références

[1] Fraser R.C. (1992). *Setting The Scene. In : Fraser RC (Ed). Clinical Method. A General Practice Approach. 2e édition.* Oxford : Butterworth Heinmann,

[2] Richmond R., Kehoe L., et Heather N., et al. (1996) *General Practitioners' Promotion Of Healthy Life Styles : What Patients Think.*Aust NZJ Pub Health ; 20(2) : 195-200.

[3] Wallace P.G., Brennan P.J., Haines A.P. (1987). *Les médecins généralistes font-ils assez pour promouvoir un mode de vie sain ? Findings From The Medical Research Council's General Practice Research Framework Study On Lifestyle And Health.* BMJ 1987 ; 294 : 940-942.

[4] Wallace P.G., Haines A.P. (2003).*General PractitionerAnd Health Promotion : What Patients Think.* BMJ ; 289 : 534-536

[5] Bower P., Rowland N., Hardy R. (2003). *The Clinical Effectiveness Of Counselling In Primary Care : A Systematic Review And Meta-Analysis.* Psychological Medicine, pp 203-215. doi : 10.1017/50033291702006979

[6] Adams P.J., Powell A., McCormick R., Paton-Simpson G. (1997*). Incentives For General Practitioners To Provide Brief Interventions For Alcohol Problems.* NZ Med J ; 110 : 291-294.

[7] Bruce N., Burnett S. (1991).*Prevention Of Lifestyle-Related Disease : General Practitioners' Views About Their Role, Effectiveness And Resources.* FamPract ; 8(4) : 373

[8] Coulter A., Schofield T. (1991). *Prevention In General Practice : The Views Of Doctors In The Oxford Region.* Br J Gen Pract ; 41 : 140-143.

[9] Wechsler H., Levine S., Idelson R.K., et al. (1983). *The Physician's Role In Health Promotion - A Survey Of Primary Care Practitioners.* N EnglJMed ; 308 : 97-100.

Silagy C., Muir J., Coulter A., et al. (1992). *Lifestyle Advice In General Practice : Rates Rappelés par les patients.* BMJ ; 305 : 871-877.

[11] Département de la santé et Bureau du Pays de Galles. (1989). *General Practice In The National Health Service : A New Contract.* Londres : HMSO.

[12] Collège royal des médecins généralistes. *Le nouveau contrat de promotion de la santé. Londres : RCGP, 1993.Goldberg DP And Blackwell B (1970) Psychiatric Illness In General Practice. A Detailed Study Using A New Method Of Case Identification.* British Medical Journal 2, 23943.

[13] Goldberg D.P. et Blackwell B. (1970).*Psychiatric Illness In General Practice. Une étude détaillée utilisant une nouvelle méthode d'identification des cas.* British Medical Journal 2, 239-43

[14s-l] Shepherd M., Cooper B., Brown A.C. et al. (1981) *Psychiatric Illness in General Practice. 2e éd.* Oxford, Oxford University Press.

[15] Eastman C. et McPherson I. (1982). *As Others See Us : General Practitioners' Perceptions Of Psychological Problems and The Relevance of Clinical Psychology.* British Journal of Clinical Psychology 21, 85-92.

[16] GableJ., 2007.*CounsellingSkills For Dieticians, deuxième édition*, Blackwell publishing Ltd.

CHAPITRE 2

Le client

La connaissance du client est l'un des aspects les plus importants d'un conseil efficace[2] . Le succès de tout processus de conseil dépend en grande partie de la connaissance approfondie de la façon dont le patient pense, de ses émotions, de son interaction au sein du réseau social et de l'aspect culturel et religieux de son système de croyances. La prise de conscience des domaines cognitif, comportemental et émotionnel est primordiale pour la réussite d'une thérapie de conseil.

Les clients peuvent se sentir gênés d'admettre qu'ils ont un problème et s'abstenir de demander de l'aide au conseiller, en particulier dans certaines ethnies et cultures. Par exemple, un client d'origine arabe ou musulmane peut se sentir gêné et avoir l'impression de commettre un péché s'il s'assoit seul dans une pièce avec un conseiller d'un sexe différent. Les conseillers doivent donc être conscients et sensibles aux différences culturelles, en particulier en période de guerre et de réfugiés, où des millions de personnes de tous âges traversent les frontières pour se retrouver dans une culture, un système de santé et un environnement différents. Si le conseiller n'est pas conscient des systèmes de croyances culturelles et religieuses, il peut en résulter de la frustration, de la non-conformité, de l'incapacité à libérer les émotions, de l'incapacité à aborder les vrais problèmes, de l'abandon et, en fin de compte, de la rupture du processus de conseil.

D'autre part, le client masculin qui entame une consultation avec une conseillère peut être confronté à des problèmes d'intimité, craindre de perdre son pouvoir masculin, se mettre sur la défensive et tenter de contrôler l'échange afin de se protéger.[2] .

Bien que les caractéristiques du client soient des éléments importants pour la réussite du processus de conseil, le niveau de motivation du client et la capacité à établir une relation thérapeutique ont un impact à la fois sur la relation et sur le résultat de la thérapie.[3] .

Il est également important de comprendre que la capacité du conseiller à nouer des relations est tout aussi vitale. Les données de la recherche nous amènent à penser qu'une bonne connexion entre le conseiller et le client est très variable, allant de 10 minutes à une moyenne de 2 à 3 séances.

L'expression des symptômes parmi les minorités ethniques, en particulier les Asiatiques, a été établie par plusieurs études[5-6] . Les Américains d'origine asiatique, par exemple, ont tendance à exprimer leurs symptômes par la somatisation[7-9] .

Deuxièmement, un certain nombre d'études ont démontré l'influence des préjugés culturels des professionnels de la santé dans les évaluations diagnostiques des Américains d'origine asiatique[10-13] .

Par exemple, des études de personnalité menées aux États-Unis ont montré que les clients américains d'origine asiatique ont tendance à montrer des niveaux d'émotion et d'expressivité émotionnelle inférieurs à ceux des blancs[14-18] . Cette divergence s'explique par le fait que les minorités asiatiques ne sont pas homogènes dans leur culture, leur croyance ou leur religion, même si elles sont originaires du même pays.

En conséquence, le conseiller peut croire à tort que le client est opprimé, timide ou inhibé. Ainsi, un thérapeute occidental qui attend d'un client qu'il soit ouvert, qu'il s'exprime émotionnellement et qu'il s'affirme, peut entrer en conflit avec des clients issus de minorités qui affichent naturellement des valeurs de retenue des émotions intenses et de subtilité dans la gestion des conflits. Les conseillers occidentaux se comportent de manière culturellement appropriée en raison de leur bagage culturel, y compris les stéréotypes et la formation professionnelle. En conséquence, les Américains d'origine asiatique sous-utilisent les services de santé mentale, y compris le conseil et la psychothérapie[18] . Un autre point d'intérêt, qui n'a pas encore fait l'objet de recherches, est la manière dont les événements de la vie du conseiller (crise) affectent le processus de conseil, que ce soit de manière négative ou positive.

Certaines des caractéristiques des clients qui peuvent influencer leur comportement sont l'interprétation du risque, l'acceptabilité et la prise de risque (prise de décision). Prenons l'exemple d'une femme de 55 ans qui a fait de gros efforts pour concevoir un enfant et à qui son obstétricien a dit que le risque d'avoir un bébé atteint du syndrome de Down est d'environ 1 sur 30. La façon dont cette femme pourrait prendre la décision de concevoir ou non est liée à un processus interactif complexe dans lequel l'interprétation du risque, l'acceptabilité et la prise de décision s'influencent l'une l'autre.

Le processus de décision du client est également influencé par de nombreux facteurs, par exemple si le client a le contrôle sur le risque en question, s'il est réversible ou non, s'il est visible ou non (par exemple, frapper une voiture à l'approche d'un feu de signalisation par rapport à l'exposition à un cancérogène possible), s'il est ancien ou nouveau, et s'il menace ou non les croyances sociales, culturelles et religieuses du client.[19-20] .

Il ne faut pas oublier qu'au départ, le client et le conseiller viennent souvent à la séance de conseil avec des objectifs différents[21] . La réponse habituelle d'un client, lorsqu'on lui demande la raison de sa présence, est "pour obtenir des informations qui m'aideront à prendre une décision" sur un certain sujet, par exemple épouser une personne séropositive.

Conseils en ligne

Connaître le client implique classiquement une interaction en face à face, mais aujourd'hui, à l'ère dite numérique, cette condition préalable n'est peut-être pas nécessaire, car de nombreuses données de recherche[22-25] ont montré que le conseil en ligne est un moyen efficace de fournir des interventions thérapeutiques.

En outre, une méta-analyse approfondie a été réalisée par Barak et al. (2008)[26] comprenant quatre-vingt-douze études évaluant les interventions psychothérapeutiques basées sur le web et impliquant un total de 9 764 clients. Les auteurs ont conclu que les interventions basées sur le web sont aussi efficaces que les thérapies en face à face.

Cependant, les méta-analyses ne sont pas exemptes de biais, car de nombreux auteurs ont tendance à négliger les études négatives et/ou les études en langue étrangère, ce qui met en péril la validité de ces méta-analyses.

D'autre part, la satisfaction à l'égard des services de conseil en ligne est influencée par le confort, l'accessibilité, l'alphabétisation et la familiarité du client. Il n'en reste pas moins que le conseil en face à face peut offrir une occasion unique de faire preuve d'empathie, de chaleur et de liens affectifs, ce qui n'est pas forcément le cas avec le conseil en ligne. D'autres preuves sont fournies par Rochland et al. (2004)[27] qui ont démontré une expérience de conseil plus favorable chez les participants en face à face que chez les participants en ligne.

Références

[1] Kelly, K. et Hall, A. (1992). *Toward A Developmental Model for Counselling Men*. Journal of Mental Health Counselling. 14 (3), 257-273.

[2] Scher, M., Stevens, M., Good, G., Eichenfield, G.A. (Eds.). (1987). *Handbook Of Counselling & Psychotherapy With Men*. Newbury Park, Beverly Hills, Londres, New Delhi, Sage Publications.

[3] Black, S., Hardy, G., Turpin, G. et Parry, G. (2005). *Self-Reported Attachment Styles and Therapeutic Orientation of Therapists and Their Relationship with Reported General Alliance Quality and Problems in Therapy*. Psychologie et psychothérapie : Theory, Research and Practice, 78(3), 363-377.

[4] Littauer, H., Sexton, H. et Wynn, R. (2005). *Qualities Clients Wish for in their Therapists (Qualités souhaitées par les clients chez leurs thérapeutes)*. Scandinavian Journal of Caring Sciences, 19, 28-31.

[5] Draguns, J. G., Leaman, L. et Rosenfeld, J. M. (1971). *Symptom Expression in Christianand BuddhistHospitalized Psychiatric Patients of JapaneseDescent in Hawaii*. Journal of Social Psychology, 85, 155-161.

[6] Sue, S. et Sue, D. W. (1974). *MMPI Comparisons Between Asian-American and Non-Asian Students Utilizing A Student Health Psychiatric Clinic*. Journal of Counseling Psychology, 21, 423-427.

[7] Kleinman, A. M. et Sung, L. H. (1979). *Why Do Indigenous Practitioners Successfully Heal ?* Social Science and Medicine, 13B, 7-126

8-i-
   Tseng, W. S. (1975). *La nature des plaintes somatiques chez les patients psychiatriques : The ChineseCase.*

Comprehensive Psychiatry, 16, 237-245.

9   Morishima, J. K., Sue, S., Teng, L. N., Zane, N. W. S., & Cram, J. R. (1979). *Handbook of Asian-American/Pacific Islander Mental Health, Vol. I* . Rockville, MD : National Institute of Mental Health (Institut national de la santé mentale).

10   Hsu, J., Tseng, W. S., Ashton, G., McDermott, J. F., & Char, W. (1985). *Family Interaction Patterns Among Japanese-American and CaucasianFamilies in Hawaii.* American Journal of Psychiatry, 142, 577-581. Johnson, H.

11   Li-Repac, D. (1980). *Cultural Influences on Clinical Perception. A Comparison Between Caucasian and Chinese-American Therapists.* Journal of Cross-Cultural Psychology, 11, 327342.

12   Wampold, B. E., Casas, J. M. et Atkinson, D. R. (1981). *Ethnic Bias In Counselling : An Information Processing Approach.* Journal of Counselling Psychology, 28, 498-503.

13   Tseng, W. S., &McDermott, J. F., Jr. (1981). *Culture, Mind and Therapy : An Introduction To Cultural Psychiatry.* New York : Brunner/Mazel.

14   Ayabe, H. I. (1971). *Deference and Ethnic Differences in Voice Levels (Déférence et différences ethniques dans les niveaux de voix).* Journal of Social Psychology, 85, 181-185.

15
       Fukuyama, M. A. et Greenfield, T. K. (1983). *Dimensions of Assertiveness in an Asian- American Student Population.* Journal ofCounselling Psychology, 30, 429-432.

16   Sue, D. W. (1981). *Counsellingthe Culturally Different Theory and Practice.* New York : Wiley

17   Sue, D. W. et Sue, S. (1972). *Counselling Chinese-Americans.* Personnel & Guidance Journal, 50, 637-644

18   Sue, D. W., et Kirk, B. A. (1975). Asian-Americans : Use of counselling and psychiatric services on a college campus. Journal of Counselling Psychology, 22, 84-86.

19   Douglas M., Wildavsky A. (1982*). Risk and Culture.* Berkeley, Univ. of California Press

20   Fischhoff B.V. (1982). *How Safe is Safe Enough ? Une étude psychométrique des attitudes à l'égard des risques et des avantages technologiques.* Pol Sci 8:127-152

21   Sorenson J.R., Scotch N.A., Swazey J.P. *Reproductive Pasts, Reproductive Futures.*

22   Collie, K., Mitchell, D. L. et Murphy, L. J. (2000) *"Skills foron-line counselling:Maximum impact at minimum bandwidth",* in Bloom, J. W. et Walz, G. R. (eds)

23   Tyler, J. M. et Sabella, R. A. (2003).*Using Technology to Improve Counselling Practice:A Primerfor the 21st Century.* Alexandria, VA, American Counselling Association.

24   Kraus, R., Zack, J. et Sticker, G. (eds) (2004) *Online Counselling : A Handbook for Mental Health Professionals.* San Diego, CA, ElsevierAcademic Press.

25   Mitchell, D. L. et Murphy, L. J. (2004) *E-mail rules ! Organizations and individuals creating ethical excellence in telemental-health,* in Bloom, J. et Walz, G. (eds),

26   Barak, A., Hen, L., Boniel-Nissim, M. et Shapira, N. (2008) *A Comprehensive Review And A Meta-Analysis Of The Effectiveness Of Internet-Based Psychotherapeutic Interventions.* Journal of Technology in Human Services, 26, pp. 109-60.

27   Rochland, A., Beretvas, N. et Zack, J. (2004). *The Online and Face-To-Face Counselling Attitudes Scales : A Validation Study.* Measurement and Evaluation in Counselling and Development, 37, pp. 95-111.

CHAPITRE 3

Faire équipe

Le partenariat entre l'agent de santé et le client

La relation émotionnelle et collaborative formée entre le client et le thérapeute en psychothérapie, communément appelée alliance thérapeutique, est un ingrédient important pour l'obtention de résultats positifs[1-3]. Deux méta-analyses ont montré que l'alliance thérapeutique est modestement associée au résultat (avec une taille d'effet comprise entre 0,22 et 0,26), et que cette relation se maintient quelle que soit l'intervention étudiée[1-3].

Une "connexion réussie" entre le conseiller et le client est la condition sine qua non d'un résultat positif. Cette connexion dépend de trois éléments : l'environnement, le client et le conseiller. L'environnement doit être propice en termes de temps, d'espace et de logistique. L'environnement doit être propice en termes de temps, d'espace et de logistique. L'élément client comprend sa cognition (processus de pensée), son affect, ses capacités d'adaptation, son système de croyances culturelles et religieuses, ses traits de personnalité et le niveau de stress qu'il subit dans sa vie. L'élément du conseiller comprend l'ego, le système de croyances, les compétences de communication, la capacité à établir un rapport, le niveau de stress dans la vie du client.

L'expérience et la sensibilité culturelles, ainsi que la capacité à faire preuve d'empathie en tenant compte des spécificités culturelles.

Entretien ménager

Au cours d'une séance de conseil, même les conseillers peuvent souffrir d'anxiété lors de leurs premières rencontres avec les clients. (Kelly et al. 1989)[4] a souligné que les conseillers très anxieux étaient moins empathiques et avaient tendance à évaluer leurs séances de conseil moins favorablement que leurs collègues moins anxieux. Il semble approprié que les conseillers fassent un peu de ménage en gérant leurs propres événements stressants, qu'ils soient internes ou externes, avant de s'occuper de leurs clients qui auront besoin de toute l'aide possible de la part de leurs conseillers.

L'une des questions que certains professionnels de la santé peuvent se poser est de savoir si un client doit prendre des médicaments. Traiter les patients anxieux "naturellement" semble être une idée merveilleuse, mais certains clients sont tellement secoués et désespérés que lorsque vous vous asseyez avec eux, vous avez l'impression qu'ils ont été rendus incapables par leur inquiétude et que toute la pièce tremble et que vous commencez à vous sentir anxieux et nerveux en tant que conseiller. Cette approche doit être discutée avec le client pour parvenir à une décision commune, car les clients qui refusent les médicaments refusent souvent de s'engager dans des exercices de respiration diaphragmatique, de relaxation musculaire programmée et de dialogue avec eux-mêmes.

Le refus des clients de prendre des médicaments indique souvent qu'ils ne sont pas encore prêts (étapes du changement) ou qu'ils ne veulent pas affronter leur état. Les clients qui ont cette attitude ont souvent l'impression que l'inquiétude est un contrôleur puissant et qu'un "changement de pouvoir" ou de contrôle ne correspond pas à une pilule ou à des techniques de relaxation musculaire.

Une fois que les clients ont maîtrisé les techniques d'adaptation pendant suffisamment longtemps et qu'ils mènent une vie stable, les médicaments peuvent commencer à être diminués progressivement, sous la supervision du médecin.

Le style du conseiller

1. Mise à disposition de temps et d'espace

2. Être conscient de son propre langage verbal et non verbal et de celui du client (ton de la voix, tremblement des jambes, etc.).
3. Être psychologiquement stable, c'est-à-dire ne pas être déprimé ou anxieux.
4. ne doit pas être préoccupé, par exemple, par un accident de la route survenu avant la consultation ou par un conflit avec un collègue, etc.
5. Ne pas rendre de jugement préalable
6. doit réfléchir à sa performance pendant et après la session

Le style de l'interaction

1. L'une des principales raisons pour lesquelles les clients ne se présentent pas à leur prochain rendez-vous est le style parental que certains médecins de famille adoptent sans qu'ils s'en rendent compte. Le client se sent alors inférieur pendant la séance.
2. "Vous devez prendre votre petit-déjeuner comme on vous le dit, sinon votre sucre ne sera pas contrôlé.

Un conseiller ciblé

1. Au cours de la consultation, il est possible de se détacher partiellement du client, que ce soit sur le plan psychologique (préoccupation), émotionnel (perte de l'empathie) ou physique. Pour rester concentré, le conseiller doit prendre les mesures suivantes :
2. Adopter une attitude ouverte
3. Se pencher légèrement en avant
4. S'asseoir le plus carrément possible et éviter les obstacles (bureau) entre soi et le client.
5. Maintenir le contact visuel tout en étant conscient des différences culturelles
6. Utiliser le silence et la paraphrase de manière appropriée
7. Restez aussi détendu que possible (évitez les mouvements excessifs des mains, les grimaces du visage ou les jambes agitées).
8. S'adapter à l'évolution de l'état émotionnel du client au cours de la séance (climat de consultation)
9. Utiliser les compétences de communication de manière appropriée, par exemple, paraphraser, résumer, poser des questions ouvertes et fermées, etc.

Obstacles

Les obstacles qui empêchent la focalisation sont, entre autres, les suivants

1. Absence de contact visuel.
2. Conseiller pré-occupé
3. Écrire de manière excessive ou taper à la machine
4. L'environnement (contraintes de temps, interruptions par les téléphones portables, les secrétaires, etc.)
5. Événements et émotions.
   - Accident de la route avant la séance de conseil.
6. Vos convictions sur le patient, sa religion, sa tenue vestimentaire, sa défiguration ....etc.

Échos à l'intérieur :

Il exagère".

Il n'a aucune chance de perdre du poids.

Il ne sert à rien de donner des conseils".

Quelle bêtise !

Éléments futiles du conseil

Manque d'écoute active (audition)

Au cours de consultations très chargées, un médecin de famille peut manquer des indications vitales de la part de son client simplement parce qu'il n'écoute pas activement, mais plutôt parce qu'il entend, ce qui peut en soi constituer un obstacle à un conseil efficace.

Sympathie

Le conseil conjugal, par exemple, peut concerner des femmes battues. Le conseiller peut sympathiser et ne pas faire preuve d'empathie, ce qui peut empêcher le client de lui faire part de ses sentiments.

Suggestion / conseil

Les médecins de famille, comme d'autres professionnels, aiment donner des conseils inconscients simplement parce qu'ils pensent que c'est la meilleure façon d'aider le client, mais en faisant cela, ils courent le risque de prendre des décisions au nom de leurs clients. Ils risquent ainsi de prendre des décisions à la place de leurs clients, ce qui ne leur donne pas les moyens d'agir et, si les conseils ne sont pas bons, c'est le conseiller qui sera blâmé.

Banalisation

Il arrive souvent que le conseiller banalise l'importance des événements de la vie qui sont à l'origine de la détresse de son client et, ce faisant, il manque l'occasion d'obtenir un résultat positif en matière de conseil.

Ne pas s'attaquer à la véritable cause

Certains clients se présentent avec un "agenda caché", par exemple pour des maux de tête récurrents, alors que la véritable raison de leur venue est peut-être un enfant atteint d'infirmité motrice cérébrale qu'ils ne peuvent pas prendre en charge.

Transfert et contre-transfert - Transfert

Dans un contexte de conseil, le transfert fait référence à la réorientation inconsciente des émotions d'un client d'une personne importante vers un conseiller[5] . Le transfert se manifeste souvent sous de nombreuses formes, telles que l'attirance sexuelle, la haine, la méfiance, la rage, l'admiration, l'embellissement, etc.

Le contre-transfert est défini comme la réorientation des émotions d'un conseiller vers un client. Le fait que le thérapeute soit à l'écoute de son propre contre-transfert est presque aussi important que sa compréhension du transfert. Une fois le contre-transfert diagnostiqué, le conseiller peut expliquer la raison d'être de ces sentiments et la manière dont ils sont liés à des motivations, des désirs ou des peurs inconscients. Toutefois, cette approche peut ne pas convenir aux cultures orientales où de telles suggestions peuvent avoir des répercussions imprévues.

Au cours des séances de conseil, il y a toujours un certain degré de transfert et de contre-transfert, car le conseil est avant tout une relation. Cependant, le conseiller doit être vigilant, conscient de ses sentiments et faire preuve de professionnalisme dans son approche afin de réduire le niveau de transfert et de contre-transfert à un niveau acceptable et sensible à la culture.

Absence de libération des émotions

Robbins (1980)[6] considère que l'une des tâches du conseil est de faciliter l'activation, l'organisation et la libération de l'énergie émotionnelle par des moyens verbaux et non verbaux. Nous en sommes souvent témoins dans notre pratique quotidienne et certains clients peuvent exprimer leur soulagement instantanément tandis que d'autres

16

diront à leur conseiller que la dernière fois qu'ils ont ressenti un grand soulagement, c'était lorsqu'ils ont pleuré à la clinique. Cependant, la libération des émotions par le biais d'une consultation en face à face ne convient pas à tous les clients. Les adolescents peuvent avoir un point de vue différent. Selon une enquête menée par King et al. (2006),[7] adolescents préfèrent les consultations en ligne aux consultations en face à face.

Les adolescents ont déclaré se sentir plus en sécurité, avoir une vie privée et être moins exposés émotionnellement lorsqu'ils participent à une session de conseil en ligne. En revanche, ils se sentaient plus vulnérables sur le plan émotionnel lorsqu'ils participaient à une séance de conseil en face à face ou par téléphone. Il est également apparu que certains participants se sentaient mieux protégés, dans l'environnement textuel, des émotions négatives du conseiller, telles que l'ennui ou la critique. Un autre commentaire fréquemment mentionné était que l'environnement textuel leur permettait de répondre à un conseiller à leur propre rythme, ce qui leur donnait un plus grand contrôle sur l'environnement de conseil[7].

Références

[1] Horvarth A.O., Symonds D.B. (1991). *Relationship Between Working Alliance And Outcome In Psychotherapy : A Meta-Analysis*. J. Couns. Psychol. 38:139-49

[2] Krupnick JL, Sotsky SM, Simmens S, Moyer I, Elkin I, et al (1996). *Le rôle de l'alliance thérapeutique dans les résultats de la psychothérapie et de la pharmacothérapie : Findings In The NIMH Treatment Of Depression Collaborative Research Program*. J. Consult. Clin. Psychol. 64:532-39

[3] Martin, Daniel J., John P. Garske, et M. Katherine Davis. (2000) : *Relation de l'alliance thérapeutique avec le résultat et d'autres variables : A Meta-Analytic Review*. 438.

[4] Kelly, K. R., Smith Hall. A.& Miller, K. L. (1989). *Relation Of Counsellor Intention And Anxiety To Brief Counselling Outcome*. Journal of Counselling Psychology, 36, 158-162.

[5] Prasko J, Diveky T, Grambal A, Kamaradova D, Mozny P, Sigmundova Z, Slepecky M, Vyskocilova J.(2010)*Transference And Countertransference In Cognitive Behavioral Therapy*. Biomed Pap Med FacUnivPalacky Olomouc Czech Republic;154:189198.

[6] Robbins, A. (1980). *Expressive Therapy - A Creative Arts Approach To Depth-Oriented Treatment*. New York : Human Sciences Press.

[9] King, Robert, et al (2006). *Online Counselling : The Motives And Experiences Of Young People Who Choose The Internet Instead Of Face To Face Or Telephone Counselling*.Counselling and Psychotherapy Research 6.3 : 169-174.

CHAPITRE 4

Les compétences ou pré-requis d'un bon conseiller

Conditions préalables à la réussite d'un conseiller

Le conseil n'est pas une compétence innée, mais plutôt un ensemble de compétences et d'aptitudes qu'il faut acquérir pour être un conseiller efficace. Il s'agit notamment de compétences avancées en matière de communication, qui comprennent, sans s'y limiter, les éléments suivants

1. L'écoute active
2. Être conscient du langage verbal et non verbal du client (langage corporel)
3. Fournir une consultation culturellement compétente/sensible
4. Prêter attention aux mots clés que le client peut utiliser
5. La capacité à se faire une idée du ton de la voix du client, de ses attitudes et de ses sentiments
6. La capacité à utiliser une variété de techniques d'approfondissement/de questionnement, y compris des questions fermées et ouvertes.
7. Accepter le patient en tant qu'être humain sans aucun préjugé concernant son odeur, sa couleur, ses croyances ou son appartenance ethnique.
8. La capacité de fournir une justification
9. Rétablissement du moral du patient
10. Insuffler de l'espoir
11. Empathie (acceptation et sincérité) et
12. Formation d'une alliance thérapeutique

Conscience de soi

Dans une clinique très active, les médecins de famille peuvent ne pas être conscients de leur propre langage corporel ou prêter peu d'attention au langage corporel du client. Cependant, dans toute consultation, certains éléments doivent être observés chez le client afin d'améliorer la séance de conseil et de procéder à une évaluation holistique de l'état du client. Il s'agit notamment des éléments suivants :

Posture

Une position fermée avec la tête dirigée vers le bas peut signifier la tristesse, tandis qu'une position droite avec les bras ouverts peut signifier le contraire.

Robe

Les clients dépressifs peuvent ne pas vouloir changer de vêtements et ne pas prêter attention à leur hygiène.

Contact visuel

Le contact visuel peut varier selon les cultures. Dans certaines cultures orientales, il n'est pas approprié pour une femme de maintenir un contact visuel direct avec un homme, alors que dans d'autres cultures, cela peut signifier de la timidité, et dans d'autres encore, cela peut être un signe de dépression.

Mouvements corporels

Un client anxieux ou souffrant d'anxiété aiguë peut agiter continuellement ses jambes, ses lèvres peuvent trembler et sa bouche peut devenir sèche.

Ton de la voix

Les clients souffrant de manie peuvent avoir un ton de voix confiant et élevé, tandis que les clients déprimés peuvent avoir l'attitude inverse.

L'air de la consultation

Au cours d'une séance de conseil, l'atmosphère peut être chargée d'émotions, en particulier lorsque le conseiller tente de faire preuve d'empathie à l'égard du client, par exemple dans le cas d'un syndrome de stress post-traumatique ou d'un chagrin aigu. Dans ce cas, le conseiller doit garder son sang-froid tout en faisant preuve d'empathie.

CHAPITRE 5

> * **Pourquoi les gens ne changent-ils pas ?**
> * **Les étapes du changement**
> * **Locus de contrôle**

Pourquoi certains clients ne changent-ils pas même si vous faites de votre mieux ?

Les clients qui participent à une séance de conseil arrivent avec des ensembles variables de croyances, d'impressions, d'attentes et d'expériences qui varient d'une personne à l'autre selon le modèle transthéorique (également appelé modèle des étapes du changement), développé par Prochaska et Di Clemente à la fin des années 1970. Il se concentre sur le processus de prise de décision du client conduisant à un changement intentionnel de comportement par le biais d'un processus cyclique[1] .

Les étapes du changement (Prochaska et Di Clemente)

Prochaska et Di Clement ont proposé qu'un client soit prêt à changer de comportement ou non, selon le stade dans lequel il se trouve :

1. Je ne souhaite pas changer.
2. Réflexion sur le changement.
3. Se préparer au changement.
4. Effectuer des changements.
5. Gestion des changements.
6. Rechute.

Il préconise que le fait de s'adresser aux personnes à différents stades du processus de prise de décision peut déboucher sur des interventions adaptées et efficaces. Ce modèle encourage l'évaluation du stade actuel de changement d'un individu et tient compte des rechutes dans le processus de prise de décision. Toutefois, il part du principe que l'être humain existe et pense indépendamment d'autres facteurs susceptibles d'influencer son comportement ou son intention. Il s'agit notamment du statut socio-économique, du bien-être psychologique, des changements environnementaux et des événements marquants de la vie. Les limites entre les différents stades peuvent être arbitraires et il n'y a pas de délai défini pour chaque stade, ni pour la durée pendant laquelle un client peut rester dans un stade. Le modèle repose sur l'hypothèse que les individus élaborent des plans logiques et cohérents (comme des instruments) dans leurs processus décisionnels quotidiens, ce qui n'est pas toujours le cas.

Le fait d'accepter ou non le changement dépend également d'autres facteurs tels que le niveau d'éducation, la perception des menaces et des avantages, les croyances religieuses, le comportement de prise de risque, la pression de la famille et des pairs, les normes sociales et culturelles, l'influence des médias sociaux, les événements et expériences antérieurs et, enfin et surtout, le locus of control (locus de contrôle).

Locus de contrôle

Le "Locus of Control" est un terme inventé par Julian B. Rotter (1966)[2] . Il fait référence aux croyances très générales et trans-situationnelles des individus sur ce qui détermine si leurs efforts sont renforcés ou non dans la vie. Les personnes peuvent être classées sur un continuum allant de très interne à très externe.

CHAPITRE 6

Compétences en matière de communication

Le travailleur de la santé en tant que facilitateur compétent (conditions préalables pour un conseiller efficace). Le conseil n'est pas une compétence innée, mais plutôt un ensemble de compétences et d'aptitudes qu'il faut acquérir pour être un conseiller efficace. Il s'agit notamment de compétences avancées en matière de communication, qui comprennent, sans s'y limiter, les éléments suivants

Les personnes ayant un fort locus de contrôle interne pensent que le succès ou l'échec est dû à leurs propres efforts. En revanche, les personnes ayant un locus de contrôle externe pensent que leur réussite ou leur échec dans la vie dépend de la chance, du hasard ou d'autres personnes puissantes. Par conséquent, ils voient peu d'impact de leurs propres efforts sur leur destin, leur maladie ou leur situation. Par exemple, un patient avec un locus externe souffrant d'une maladie chronique comme le diabète voit très peu d'impact de ses propres efforts et, par conséquent, évite de faire de l'exercice, ne s'intéresse pas à son régime alimentaire et se fie uniquement aux médicaments prescrits par le médecin (l'autre personne importante). En revanche, les personnes ayant un locus de contrôle interne feront tous les efforts nécessaires pour changer leur destin (maladie/contrôle du diabète) en faisant de l'exercice quotidien et en adoptant un régime alimentaire sain, tout simplement parce qu'elles pensent que leur maladie est leur responsabilité et qu'elles doivent s'en occuper elles-mêmes plutôt que de faire appel à une source de pouvoir externe (médecin, diététicien, etc.).

Cependant, il peut y avoir des situations spécifiques dans lesquelles des personnes qui, par exemple, sont généralement externes mais se comportent comme des internes. Cela s'explique par le fait que l'histoire de leur apprentissage leur a montré qu'elles avaient un contrôle sur le renforcement qu'elles recevaient dans certaines situations, même si, dans l'ensemble, elles ne percevaient que peu de contrôle sur ce qui leur arrivait.

Selon Rotter, le locus de contrôle est influencé par les expériences antérieures et le contrôle perçu comme le résultat de l'interaction entre la personne et son environnement.

Le locus de contrôle est un processus dynamique qui peut être influencé par les normes sociales, les personnes importantes, les événements marquants de la vie, les expériences antérieures, le niveau de récompense ou l'absence de récompense, le niveau d'éducation, la pensée cognitive et le bien-être émotionnel et psychologique. Par exemple, certains individus peuvent croire que ce qui leur arrive est la volonté de "Dieu" et se sentent donc impuissants et inefficaces ("Lorsque leur destin arrivera, ils ne resteront pas en arrière le moins du monde et n'iront pas devant" (Sourate : Al -A'raf 34). Cela conduit l'individu à ne pas adopter un mode de vie sain, comme c'est le cas pour certaines personnes atteintes de diabète. Bien que cette idéologie soit ancrée chez certains individus, ces mêmes individus ignorent d'autres versets du Saint Coran qui encouragent l'adoption d'un locus de contrôle interne ("Certes, Allah ne change pas l'état des gens jusqu'à ce qu'ils changent eux-mêmes" (Sourate : Al Raad verset 11). Cette abstraction de l'évidence est assez répandue chez certains individus et offre un état psychologique de tranquillité même si l'individu sait au fond de lui que son comportement n'est pas approprié. Il en résulte une non-observance des médicaments ou des conseils, une prescription d'exercices, une augmentation des coûts médicaux, des complications et une diminution de la qualité de vie.

Références

[1] Prochaska , J.O., Butterworth, S., Redding, C.A., Burden, V., Perrin, N., Lea, Michael, Flaherty, Robb M., et Prochaska, J.M. (2008). *Initial Efficacy Of Ml, TTM Tailoring, And HRI's In Multiple BehaviorsFor Employee Health Promotion*. Preventive Medicine, 46, 226-

[2] Rotter, J. B. (1966). *Generalized Expectancies For Internal Versus External Control Of Reinforcement*. Psychological Monographs, 80 (Whole No. 609). doi : 10.1037/h0092976.

L'écoute active est un effort conscient de la part du conseiller pour entendre non seulement les mots du client mais, plus important encore, pour comprendre l'ensemble du message qu'il lui adresse.

Rester concentré

- Assurez-vous que le client est conscient de l'attention que vous lui portez, car la communication non verbale est très parlante.
- Maintenir le contact visuel avec le client
- Brosser les éventuelles impressions prématurées.
- Éviter une réponse mentale immédiate
- Ne vous laissez pas distraire par votre environnement. Par exemple, les sonneries de téléphone, les coups frappés à la porte, etc.
- Être attentif au langage corporel du client

Montrez que vous êtes à l'écoute

- Ajustez votre propre langage corporel et vos gestes à ceux du client.
- Un hochement de tête occasionnel est très utile (il envoie un message direct indiquant que vous écoutez "vraiment").
- Souriez volontairement si c'est approprié et évitez de froncer les sourcils ou de rire.
- La posture de votre corps doit être accueillante, les bras ouverts
- Les clients peuvent être encouragés par de petits commentaires verbaux tels que "aha", etc.

Fournir un retour d'information

Notre ego personnel, nos croyances, nos perceptions, nos hypothèses, nos jugements peuvent nous empêcher d'être partiaux par rapport à ce que nous entendons. En tant que conseiller, votre fonction n'est pas seulement d'entendre ce qui est dit, mais aussi de le comprendre. Cela peut être facilité en réfléchissant à ce qui est dit et en posant des questions de clarification.

Vous pouvez réfléchir en paraphrasant :

Client : J'essaie de faire de l'exercice.

Conseiller : Vous essayez de respecter votre programme d'exercice.

Vous pouvez clarifier certains points :

"Quand vous avez parlé de... Qu'est-ce que vous vouliez dire ?

"C'est ce que vous voulez dire ?"

"Pourriez-vous répéter"

Résumez de temps en temps les commentaires du client.

Report de l'arrêt

Résistez à l'envie d'interrompre le client. Cela irrite le client, vous risquez de perdre des indices utiles et de ne pas comprendre pleinement ce qui a été dit. Veillez à laisser le client terminer sa phrase avant de lui poser des questions. Évitez de l'interrompre avec des contre-arguments.

Répondre de manière cohérente

L'écoute active est une technique de compréhension, d'établissement de rapports et d'alliance. Vous recueillez des informations et une compréhension essentielles. Vous perdrez des informations essentielles si vous passez à l'offensive.

- Soyez honnête, ouvert et impartial dans votre réponse.
- Vos opinions doivent être exprimées avec respect.
- Traiter le client comme un être humain à part entière.

Être conscient du langage verbal et non verbal du client (langage corporel)

La communication pendant la consultation joue un rôle majeur dans la satisfaction, l'adhésion, les résultats de santé[1] , le rapport et la confiance entre les clients et les prestataires de soins de santé [23] . Au cours d'une séance de conseil, le recours au langage verbal et non verbal dépend de facteurs contextuels distincts. Si, par exemple, un message verbal est douteux, les indices non verbaux deviennent importants pour interpréter ce que le client a dit, notamment le ton de la voix, l'articulation et la posture.

En outre, la relation entre le conseiller et le client dépend de la capacité du conseiller à "juger" ou à lire le comportement non verbal du patient. Les professionnels de la santé qui savent interpréter les signaux non verbaux de leurs clients ont des clients plus satisfaits, plus respectueux de leurs médicaments et plus enclins à respecter leur calendrier de rendez-vous que les professionnels de la santé qui sont moins capables d'interpréter les signaux non verbaux des autres.

Par exemple, Ramachandran et al.[6] ont constaté que les kinésithérapeutes adoptant un comportement distancié, notamment en ne souriant pas et en détournant le regard du client, étaient liés à une réduction du fonctionnement cognitif et physique de ce dernier. En outre, les professionnels de la santé dont les compétences en matière de communication non verbale sont moindres subissent davantage de fautes médicales

les litiges. Par exemple, les chirurgiens ayant un ton de voix élevé et dominant ont été davantage poursuivis pour faute médicale que les chirurgiens ayant un ton de voix moins dominant[22] .

Récemment, une étude menée par Hall et al.[7] a démontré que la satisfaction du client est étroitement liée à l'expressivité du médecin. L'expressivité a été opérationnalisée par un ensemble de comportements non verbaux, notamment le fait de se pencher en avant, d'acquiescer, de faire plus de gestes, de passer moins de temps à lire le dossier médical, de regarder plus fixement et d'avoir une plus grande distance interpersonnelle.

Toutefois, les clients peuvent avoir des attentes différentes à l'égard des différents professionnels de la santé[8] et, par conséquent, la manière dont les différents signes comportementaux sont liés à la satisfaction peut dépendre des caractéristiques du professionnel de la santé, telles que le sexe, l'âge, la confiance en soi, l'empathie, etc.

Bien que les indices non verbaux du client aient fait l'objet d'une grande attention dans la littérature médicale, il existe peu de données évaluant l'impact des indices non verbaux du client sur le comportement du médecin au cours de la consultation, y compris sa façon de poser les questions, ses investigations, son diagnostic et ses recommandations de traitement.

Dispenser un conseil culturellement compétent/sensible

La littérature suggère que la perception de la qualité des soins par le client est positivement liée à la sensibilité culturelle du médecin[9] . Cependant, des études réalisées sur des clients afro-américains montrent que de nombreux médecins sont plus dominants verbalement et moins centrés sur le patient[9] 11. En outre, la qualité du diagnostic est liée au comportement non verbal spécifique du médecin. Bensing et al.[9] ont constaté que la réussite du diagnostic était associée au regard du médecin. Il convient de noter que si le regard est considéré comme un signe d'attention et d'écoute active, cette compétence peut se retourner contre le médecin dans certaines cultures et ethnies où il est considéré comme un tabou, voire un "péché", pour un homme de regarder une femme dans les yeux. Cela dit, il existe également des variations au sein d'une même ethnie et d'une même culture. Par exemple, les ethnies sud-asiatiques aux États-Unis, comme d'autres groupes ethniques, ne sont pas homogènes : les perceptions, les valeurs, les croyances et les comportements varient en fonction de la langue, de la religion, du pays d'origine, des expériences individuelles et du contexte social dans le pays d'accueil[10]. En outre, un grand nombre de données présentées par S. Sue (1998)[11] ont démontré que le taux d'abandon parmi les minorités ethniques qui suivent des séances de conseil est considérablement plus élevé que chez les Caucasiens, atteignant 50 % d'abandon après la première séance.

La raison suggérée pour expliquer cette tendance inquiétante est le manque de sensibilisation et de compétence multiculturelles chez les conseillers, qui comprend (a) les propres croyances, la conscience de soi, les valeurs et les hypothèses du conseiller ; (b) la sensibilité culturelle aux valeurs, croyances et pratiques du client ; et le manque de compétences d'aide culturellement acceptées[12].

En conséquence, les clients des minorités ethniques peuvent se sentir aliénés, non désirés, culturellement invalidés, percevoir le processus de conseil de manière négative, ce qui conduit non seulement à l'échec du processus de conseil, mais aussi à l'échec des concepts de conseil tout court. Afin d'éviter l'échec du processus de conseil parmi les minorités ethniques, les conseillers doivent être conscients de leurs propres pratiques culturelles, croyances religieuses, angles morts, valeurs et préjugés et les garder pour eux. Pour être un conseiller efficace et assurer le succès du processus de conseil parmi les minorités ethniques, les conseillers doivent être "culturellement intégrés", c'est-à-dire être capables de faire preuve d'empathie d'une manière culturellement appropriée tout en conservant leurs valeurs d'origine.

Prêter attention aux mots-clés que le client peut utiliser

Client : ''Je me sens épuisé tous les jours''.

Conseiller : "Vous êtes donc épuisé tous les jours".

Les conseillers ne doivent pas seulement écouter les mots clés, mais aussi le ton de ces mots et le langage corporel pendant qu'ils parlent. Un client anxieux peut dire "Je me sens bien tout le temps", mais le conseiller peut remarquer qu'il tient fermement le fauteuil ou qu'il serre ses mains l'une contre l'autre. En d'autres termes, vous "écoutez les sentiments" pendant que le client raconte son histoire.

De nombreuses études ont montré que les clients expriment rarement leurs sentiments, leurs pensées ou leurs émotions directement et spontanément à leur agent de santé, mais qu'ils ont plutôt tendance à manifester des signes indirects lorsqu'une question à forte charge émotionnelle est en jeu '[1316].

Les préoccupations des patients atteints de cancer, par exemple, n'ont été exprimées par les prestataires de soins de santé que dans une mesure limitée[17], bien que les patients atteints de cancer souffrent souvent d'une détresse émotionnelle et psychologique intense liée à la maladie et aux effets secondaires des médicaments '[1819].

Bien que la volonté des clients de faire part de leurs préoccupations émotionnelles et psychologiques lors de la consultation varie en fonction des caractéristiques personnelles, du facteur lié à la maladie et du style d'adaptation '[2021]. La formation du conseiller, son niveau d'expérience, son degré d'intégration ou de familiarité ethnique, son respect des différences culturelles, ses compétences en matière de communication (caractéristiques) et l'absence de préjugés, qu'ils soient d'ordre religieux, culturel ou économique, sont tout aussi importants.

Capacité à se faire une idée du ton de la voix du client, de ses attitudes et de ses sentiments

La capacité à utiliser une variété de techniques de clarification/probation/questionnement, y compris des questions fermées et ouvertes.

Les questions de clarification sont de simples questions de fait. Elles clarifient (élucident) le problème et fournissent un très bon retour d'information sous la forme d'une réponse brève et factuelle. Si le client doit réfléchir avant de répondre, il s'agit probablement d'une question d'approfondissement.

Quelques exemples de questions de clarification :

- Combien de temps dure votre rituel de lavage des mains ?
- Comment avez-vous regroupé les infirmières ?
- De quels atouts disposiez-vous pour cette mission ?

Questions approfondies (ou puissantes, ouvertes)

L'idée de poser une question d'approfondissement est la suivante :

- Permettre au client d'approfondir sa réflexion sur la question en jeu.
- Permet au client de répondre de différentes manières.
- Il empêche le client de répondre par oui ou par non (réponses profondes).
- Il encourage la réflexion en faisant passer la pensée de la réaction à la réflexion.

Permet au client de se remémorer les informations et les détails du contexte. Au cours d'une séance de conseil chargée d'émotion, il peut être difficile de poser des questions d'approfondissement ; l'utilisation des verbes suivants peut aider à formuler des questions d'approfondissement :

- Que détestez-vous ? Vouloir ? Obtenir ? Pensez, supposez ? Attendre ?
- Pourquoi les infirmières devraient-elles être financées pour la réalisation de projets de qualité ? (question d'approfondissement)
- Que faudrait-il changer pour que les infirmières travaillent davantage pour les patients et moins pour l'entreprise ? (question d'approfondissement plus efficace)

Questions d'approfondissement possibles :

- Pourquoi pensez-vous qu'il en est ainsi ?
- Qu'est-ce qui doit changer pour que ?
- Qu'est-ce qui ne va pas, selon vous ?
- Quelle est une autre façon de procéder ?
- Quand vous êtes-vous déjà senti dans cet état ? Quels souvenirs cela vous a-t-il rappelé ?
- Quelle réponse pensez-vous qu'elle aura... ?

- Quels critères utilisez-vous... ?
- Quelles sont les preuves... ?

Questions sur le Grand Tour

Ces questions permettent au client de se détendre, de se souvenir et de raconter une expérience ou une situation qu'il connaît très bien. Le véritable avantage de la question du grand tour est qu'elle amène le client à verbaliser, mais de manière raisonnablement ciblée. Les bons conseillers utilisent instinctivement cette technique de questionnement. Il existe de nombreux types de questions "grand tour" développées par (Spradley 1979)[22] . Voici quelques exemples typiques de questions de type "grand tour" :

- "Pouvez-vous décrire une journée typique dans votre foyer ?"
- "Pourriez-vous décrire une journée de travail atypique ?

Zoom avant

Il s'agit d'une technique de questionnement que les conseillers peuvent utiliser pour se concentrer sur les réponses du client. Le conseiller pose une série de questions en commençant par une question ouverte et en terminant par une question fermée ou vice-versa. Le conseiller pose une série de questions commençant par une question ouverte et se terminant par une question fermée ou vice versa :

- Parlez-moi de votre dernière rencontre avec votre patron ?
- Quels sont les thèmes abordés ?
- Y a-t-il des points positifs que vous avez retirés de la réunion ?
- Avez-vous essayé de discuter de votre promotion ?
- Accepterait-il de vous promouvoir ?

Dans cet exemple, les questions deviennent de plus en plus restrictives, en commençant par des questions ouvertes qui permettent des réponses très larges, à chaque étape les questions deviennent plus ciblées et les réponses plus restrictives.

Les conseillers peuvent utiliser la technique du "zoom avant" pour extraire un maximum d'informations, en commençant par des questions ouvertes et en progressant ensuite vers des questions plus fermées.

Questions principales

Les questions suggestives sont destinées à orienter le client vers votre façon de penser. Vous pouvez le faire de plusieurs manières :

- "Combien de temps pensez-vous que le contexte va durer ?
- "Vivre avec un mari violent est très stressant, vous ne pensez pas ?"
- "N'est-il pas préférable que vous abandonniez le projet ?
- "Voulez-vous que je demande à votre sœur ?
- Notez que les questions orientées ont tendance à être fermées.

Questions ouvertes et fermées

Les questions fermées permettent généralement au client de répondre en un seul mot ou de donner une réponse très courte et factuelle.

- "Avez-vous soif ?" La réponse est "Oui" ou "Non"
- "Où travaillez-vous ?
- Votre patron est-il sympathique ?
- Avez-vous apprécié la pièce ?

Une question fermée reçoit généralement un seul mot ou une réponse très courte et factuelle. Par exemple : "Avez-vous soif ?". La réponse est "Oui" ou "Non" ; "Où habitez-vous ?". La réponse est généralement le nom de votre ville ou votre adresse.

Les questions ouvertes appellent des réponses plus longues. Elles commencent généralement par "quoi", "pourquoi", "comment". Une question ouverte demande au répondant de faire part de ses connaissances, de son opinion ou de ses sentiments. Les expressions "Dites-moi" et "Décrivez" peuvent également être utilisées de la même manière que les questions ouvertes. Voici quelques exemples :

- Que s'est-il passé lors de la réunion ?
- Pourquoi avoir agi de la sorte ?
- Comment s'est déroulée la fête ?
- Racontez-moi ce qui s'est passé ensuite.

Accepter le patient en tant qu'être humain sans aucun préjugé concernant son odeur, sa couleur, ses croyances ou son appartenance ethnique.

La capacité de fournir une justification.

Au cours des séances de conseil, il est essentiel que le conseiller fournisse aux clients une justification du traitement afin de susciter des attentes positives quant à la réussite du conseil23. Le fait de fournir une justification aux clients est influencé par un ensemble de compétences telles que l'empathie, la chaleur, etc. qui permettent de prédire des résultats positifs du traitement. Par conséquent, le fait de fournir une justification aux clients de manière claire et compréhensible peut contribuer à ce que le client perçoive le conseiller comme compétent, qu'il poursuive les séances et qu'il adhère aux plans de traitement.

Rétablissement du moral du patient

Le rétablissement du moral est nécessaire pour les clients souffrant de maladies physiques graves ainsi que de maladies psychologiques et affectives. Les conseillers peuvent entamer ce processus en donnant aux clients le sentiment qu'ils sont entendus et que leur histoire est comprise. Dans de nombreux cas, les patients font certaines suppositions qui les paralysent, comme croire qu'ils sont rejetés, aliénés et impuissants[24] . Les médecins peuvent aider les patients à recadrer leurs hypothèses.

Il faut susciter l'espoir chez les patients pour leur redonner le moral. Les médecins peuvent aider les patients à retrouver l'espoir en les encourageant à se concentrer sur de nouveaux comportements adaptatifs plutôt que sur leurs anciens comportements problématiques[25] .

Nous pouvons initier les patients à de nouvelles techniques d'adaptation, y compris l'utilisation saine du temps libre. Peut-être peut-on les encourager à établir de nouveaux liens avec les pouvoirs curatifs de la nature, par exemple en faisant du camping, de la randonnée ou en observant les étoiles.

Nous pouvons guider les patients vers des techniques comportementales qui leur permettent de s'apaiser. Peut-être redécouvriront-ils un passe-temps ou une autre activité qui leur procurait du plaisir dans le passé.

Nous pouvons amener les patients à reconnaître la valeur d'une prise en charge correcte et efficace de leurs affections, par exemple en incorporant des choix de vie alternatifs sains dans le régime alimentaire et les activités.

Nous pouvons aider les patients à remporter de petites victoires qui renforcent leur confiance en eux. On peut peut-être les guider pour qu'ils se portent volontaires pour des activités qui leur permettent de donner aux autres tout en récoltant les bénéfices psychologiques qui en résultent pour eux-mêmes. De telles activités peuvent améliorer les relations du patient avec les autres en favorisant la réciprocité. Le bénévolat peut également aider les patients à mieux comprendre la valeur de la réciprocité dans leurs relations personnelles.

L'espoir est au cœur de cette forme comportementale de guérison. Buchholz 26 a merveilleusement décrit l'utilisation de l'espoir comme une sorte d'agent pharmaceutique dans un article de 1990 intitulé "HOPE". Une approche de cette idée consisterait à diffuser à la télévision des publicités de type pharmaceutique pour promouvoir les bienfaits médicaux de l'agent de l'espoir - peut-être sous la forme de messages d'intérêt public.

Le mouvement de la psychologie positive met l'accent sur les facteurs qui favorisent l'épanouissement de la santé mentale. Ce domaine de la psychologie est fondé sur la valeur de l'aide apportée aux personnes pour qu'elles mènent une vie utile et épanouissante, sur la culture des forces uniques des individus et sur l'amélioration des expériences positives au travail, dans les loisirs et dans l'amour. Parmi les autres comportements ou attitudes que la pratique de la psychologie positive encourage chez les patients, on peut citer les suivants24.

Gaieté, intérêt pour la vie, tranquillité, satisfaction globale à l'égard de la vie, attitude positive à l'égard de soi-même, développement personnel (par exemple, recherche de défis, sentiment de développement continu), sens du but, de la direction et du sens de la vie, sélection, gestion et adaptation de l'environnement personnel aux besoins, autonomie (c'est-à-dire, comportements guidés par ses propres normes et valeurs internes, socialement acceptées), formation de relations personnelles chaleureuses, l'autonomie (c'est-à-dire les comportements guidés par ses propres normes et valeurs internes et socialement acceptées), l'établissement de relations personnelles chaleureuses et de confiance avec les autres, la reconnaissance et l'acceptation des différences humaines, la conviction que les personnes et la société ont un potentiel et peuvent évoluer et se développer positivement, la perception de ses propres activités quotidiennes comme étant utiles aux autres et appréciées par eux, l'intérêt pour la société et la vie sociale, le fait de leur trouver un sens et un certain degré d'intelligibilité, le sentiment d'appartenir à une communauté et d'en retirer du réconfort et du soutien.

Un autre facteur lié au traitement des patients atteints de la maladie de l'âme est l'importance de la santé mentale dans le cadre du système de soins de santé dans son ensemble aux États-Unis. Par exemple, Keyes[13] note que tout effort visant à améliorer notre système de santé doit se concentrer sur l'augmentation du nombre d'individus en bonne santé psychologique. Un tel objectif permettrait probablement de réduire les besoins et les coûts des soins de santé en général.

Insuffler de l'espoir

L'instillation de l'espoir" fait partie intégrante de la consultation qui permet aux clients de retrouver un sentiment de possibilité dans leur vie lorsque tout semble perdu. Il s'agit de réconfort et de réhabilitation. Elle offre la possibilité, une fois de plus, de regarder vers l'avant et de restaurer la cohésion de son existence.

L'espoir joue un rôle majeur dans la gestion des maladies physiques. Irving et al.9 ont par exemple démontré que l'espoir est lié à une meilleure connaissance du cancer et à une meilleure prise en charge de cette maladie. Ceci est dû au fait que les clients qui ont beaucoup d'espoir sont plus susceptibles d'adopter des comportements préventifs tels que des programmes d'exercice, éviter de fumer après une maladie cardiaque sont plus susceptibles de se produire si le client a beaucoup d'espoir. L'instillation de l'espoir a pour but de permettre au client de mener une vie significative et épanouissante, d'améliorer ses expériences en matière d'amour, de travail et de loisirs. Snyder et al. ([25]), par exemple, ont montré que l'espoir nécessite deux composantes essentielles : l'agence, c'est-à-dire la croyance en sa capacité à entreprendre et à poursuivre des actions, et la voie, c'est-à-dire la croyance en sa capacité à créer des voies pour atteindre des objectifs. Les conseillers peuvent aider à atteindre l'"espoir" s'ils écoutent avec compassion, offrent de l'empathie, permettent la ventilation des émotions, enseignent des techniques d'adaptation plutôt que de s'attacher à contenir les comportements inadaptés, instillent un sentiment d'efficacité personnelle et facilitent ainsi le passage du désespoir à l'espoir. Les techniques d'adaptation saines comprennent l'utilisation efficace du temps libre, les techniques d'auto-apaisement, la gestion adéquate de la maladie, la consolidation de l'estime de soi et de l'efficacité personnelle, et l'amélioration des relations interpersonnelles.

Empathie (acceptation et sincérité)

L'empathie fait partie intégrante du conseil. Elle représente le fondement d'une alliance thérapeutique authentique et efficace. L'empathie a été largement utilisée dans les professions de santé comme moyen d'impliquer les patients[28] .

L'empathie a été définie comme la capacité à percevoir les sentiments et la signification d'un client et à les transmettre à ce même client[29] . L'empathie se divise en deux parties : "l'empathie interpersonnelle" et "l'empathie intra personnelle". Le domaine interpersonnel implique la capacité de comprendre (en maintenant les frontières émotionnelles et cognitives du conseiller) l'affect et la cognition internes d'une autre personne. L'empathie intrapersonnelle, quant à elle, est un domaine qui implique de pénétrer (briser les frontières) et de se joindre à l'expérience cognitive et émotionnelle du client comme s'il s'agissait de la même personne.

De nombreuses études, dont celles de Reynolds et Scott (2000)[30] . Williams (1979)[31] ont montré une association positive entre l'empathie et les réactions physiques des patients telles que le soulagement de la douleur, la fréquence respiratoire et le pouls, ainsi qu'une amélioration statistiquement significative de la divulgation de soi et de l'image de soi. La Monica et al. (1987)[32] ont constaté que l'utilisation de l'empathie permettait de réduire les niveaux d'anxiété, de dépression et d'hostilité chez les patients atteints de cancer.

La démonstration de l'empathie prend plusieurs formes ou niveaux (inter ou intra) et les exemples suivants sont des réponses empathiques de différents conseillers. Que ce soit sciemment ou non, les différents conseillers font preuve de différents niveaux d'empathie au cours du processus de conseil.

Prenons l'exemple d'une femme déprimée pour montrer les différents niveaux de réponses empathiques.

Le client : Je fais de mon mieux pour rester optimiste et j'arrive à garder espoir la plupart du temps. C'est le week-end ... quand mes enfants me sont retirés ... je me sens seule et je me tourne vers la bouteille ... je suppose que cela me fait me sentir mieux.

Conseiller 1 : (ne fait preuve d'aucune empathie ou sympathie) Boire de l'alcool le week-end ne résoudra pas votre problème.

Conseiller 2 : (démontre une compréhension superficielle des émotions et de la cognition) La situation semble pénible pour vous.

Conseillers : (Démontre une conscience précise des émotions et de la cognition) Il semble que toute la force et l'optimisme que vous aviez pendant la semaine se perdent pendant le week-end lorsque vous vous sentez seul et triste....c'est alors que vous vous tournez vers la bouteille.

Conseiller 4 : (fait preuve d'une compréhension totale et se traduit par une réponse empathique authentique et holistique) Je vois que vous vous sentez seul et triste et que vous ne buvez que pour vous réconforter... vous parlez à voix basse et vous regardez le sol... comme si vous vous sentiez triste et coupable vous aussi.

Formation d'une alliance thérapeutique

L'alliance thérapeutique peut être décrite de manière générale comme un partenariat de collaboration entre le conseiller et le client, qui est un ingrédient vital pour le succès du conseil. Historiquement, l'alliance thérapeutique était considérée comme un transfert positif du client vers le thérapeute [36][37]. Actuellement, la plupart des théories de l'alliance thérapeutique s'appuient sur le concept de Bordin (1979)[38], qui a défini l'alliance comme comprenant "trois composantes : l'accord mutuel sur les objectifs, l'attribution de tâches et le développement de liens" :

Attributs du conseiller :

La capacité d'un conseiller à renforcer la confiance du client.

La capacité du conseiller à entrer en contact avec le client en détresse et à lui transmettre un niveau de compétence adéquat.

Les conseillers doivent faire preuve de fiabilité, d'amabilité, de réactivité, de confiance[39] d'expérience, d'assurance[40], d'une excellente communication et d'une interprétation valable.

Les comportements du thérapeute tels que l'exploration, l'intérêt, la profondeur, la compréhension et l'affirmation,[41] peuvent contribuer au développement d'une alliance plus forte.

Attributs des clients :

- Volonté d'accepter la situation réelle
- Accepter d'abandonner de vieilles idées fausses
- Développer la confiance dans le conseiller
- Abandon des gains secondaires (recherche de sympathie ou d'attention)
- Volonté de développer de nouvelles capacités d'adaptation et d'abandonner celles qui sont défectueuses

Références

[1]Ngo-Metzger Q, Telfair J, Sorkin D, Wedimer B, Weech-Maldonado R, Hurtado M, et al. (2006).*Cultural Competency And Quality Of Care : Obtaining The Patient' Perspective*. The Commonwealth Fund;963.

[2]Hall JA, Harrigan JA, Rosenthal R. (1995). *Non-Verbal Behaviour In Clinician-Patient Interaction*. Appl Prevent Psycho;4:21-37.

[3]Roter DL, Frankel RM, Hall JA, Sluyter D. (2006). *L'expression de l'émotion par le comportement non verbal lors des visites médicales. Mechanisms And Outcomes*. J Gen Intern Med;21(Suppl. 1):28-34.

[4]DiMatteo MR, Hays RD, Prince LM. (1986).*Relationship Of Physicians' Nonverbal Communication Skills To Patient Satisfaction, Appointment Noncompliance, And Physician Workload* (*Relation entre les compétences des médecins en matière de communication non verbale et la satisfaction des patients, le non-respect des rendez-vous et la charge de travail des médecins)*. Health Psychology;5:581-94.

[5]DiMatteo MR, Taranta A, Friedman HS, Prince LM. (1980).*Predicting Patient Satisfaction From Physicians' Nonverbal Communication Skills*. Med Care;18:376-87.

[6]Ambady N, LaPlante D, Nguyen T, Rosenthal, Chaumeton N, Levinson W. (2002).*Surgeons' Tone Of Voice : A Clue To Malpractice History*. Surgery;132:5-9.

[7]Ramachandran, Ambady, et al. (2007). *Increasing Expenditure On Health Care Incurred By Diabetic Subjects In A Developing Country*. Diabetes care 30.2:252-256.

[8]Hall JA, Harrigan JA, Rosenthal R. (1995).*Nonverbal Behavior In Clinician Patient Interaction*. ApplPrev Psychol;4:21-37.

[9]Robbins, A. (1980). *Expressive Therapy - A Creative Arts Approach To Depth-Oriented Treatment*. New York : Human Sciences Press.

[10]Bensing JM, Kerssens JJ, van der Pasch M. (2005). *Patient-Directed Gaze As A Tool For Discovering And Handling Psychosocial Problems In General Practice*. J Nonverbal Behaviour ;19:223-42.

[11]Ibrahim, F., Ohnishi, H. et Sandhu, D. S. (1997). *Asian American identity development : A culture specific model for South Asian Americans*. Journal of Multicultural Counseling& Development, 25(1), 34-51.

[12]Sue, D. W., et Sue, S. (2003). *CounsellingThe Culturally Diverse : Theory And Practice (4th Ed.)*. NewYork : Wiley

[13]Sue, Derald Wing. (2008). *Multicultural Organizational Consultation : A Social Justice Perspective*. Consulting Psychology Journal : Practice and Research 60.2 : 157.

[14]Del Piccolo L, Saltini A, Zimmermann C, Dunn G. (2000).*Differences In Verbal Behaviours Of Patients With And Without Emotional Distress During Primary Care Consultations*. Psychol Med;30 : 629-43.

[15]Roter DL, Hall JA, Katz NR. 9 (1988).*Patient-Physician Communication : A Descriptive Summary Of The Literature*. Patient Educ Couns;12:99- 119.

[16]Heaven CM, Maguire P. (1996). *Training Hospice Nurses To Elicit Patient Concerns*. J Adv Nurs;23:280-6.

[17]Maguire P, Faulkner A, Booth K, Elliott C, Hillier V. (1996). *Helping Cancer Patients Disclose TheirConcerns*. EurJ Cancer 1996;32:78-81.

[18]Maguire P.(1985).*Improve The Detection Of Psychiatric Problems In Cancer Patients*. SocSci Med;20:819-23.

[19]Funch DP. (1988). *Predictors And Consequences Of Symptom Reporting Behaviors In Colorectal CancerPatients*. Med Care;26 : 1000-8.

[20]Hall JA, Irish JT, Roter DL, Ehrlich CM, Miller LH. (1994).*Gender In Medical Encounters : An Analysis Of Physician And Patient Communication In A Primary Care Setting*. Health Psychol;13:384-92.

[21]Roter DL, Hall JA. (1989).*Studies Of Doctor-Patient Interaction*. Ann Rev Pub Health;10:163-80.

[22]Waitzkin H. (1985).*Information Giving In Medical Care*. J Health Soc Behav;26:81-101

[23]Spradley, James P. (1979). *The Ethnographic Interview*. New York : Holt, Rinehart et Winston.

[24]Weinberger, J. (2002). *Short Paper, Large Impact : Rosenzweig'sInfluence On The Common Factors Movement*. Journal of Psychotherapy Integration, 12(1), 67 - 76.

[25]Snyder CR, Sympson SC, Ybasco FC, et al (1996). *Development And Validation OfThe State Hope Scale*. J Personal SocPsychol 2:321-35

[26]Snyder RC, Lopez SJ. (2006). *Handbook of Positive Psychology (Manuel de psychologie positive)*. New York : Oxford University Press

[27]Buchholz, William M. (1990). *Hope Hype Hit-Reply*. JAMA 264.16 : 2076-2076.

[28]Irving LM, Snyder CR, Crowson JJ (1998). *Hope And Coping With Cancer By College Women*. J Personal 66:195-214

[29]Kim S, S Kaplowitz et M Johnston. (2004). *The Effects Of Physician Empathy On Patient Satisfaction And Compliance (Les effets de l'empathie du médecin sur la satisfaction et l'observance du patient)*. Evaluation and the Health Professions 27 : 237-51

[30]Stein-Parbury J. (2005). *Patient And Person : Developing Interpersonal Skills In Nursing 3rd Edn*. Sydney : Elsevier.

[31]Reynolds W et B Scott. (2000). *Do Nurses And Other Professional Helpers Normally DisplayMuch Empathy*. Journal of Advanced Nursing 31 : 226-34.

[32]Williams L. (1979). *Empathic Communication And Its Effect On Client Outcome*. Issues in Mental Health Nursing 2 : 15-26.

[33]LaMonica E, D Carew, A Winder, A Bernazza-Haase et K Blanchard (1976). *Empathy Training As The Major Thrust Of A Staff Development Program*. Nursing Research 25 : 44751.

[34]Freud, S. (1913). Sur le début du traitement. Dans J. Strachey (Ed. et Trans.*), The standard edition of the complete psychological works of Sigmund Freud, vol. 12* (pp. 112 - 144). Londres : Hogarth Press (ouvrage original publié en 1913).

[35]Frieswyk, S. H., Allen, J. G., Colson, D. B., Coyne, L., Gabbard, G. O., Horwitz, L. et Newsom, G. (1986). *Therapeutic Alliance : Its Place As A Process And Outcome Variable In Dynamic Psychotherapy Research*. Journal of Consulting and Clinical Psychology, 54(1), 32 - 38.

[36]Bordin, E. S. (1979). *The Generalizability Of The Psychoanalytic Concept Of The Working Alliance*. Psychotherapy : Theory, Research, and Practice, 16(3), 252 - 260.

[37]Freud, S. (1913). *Sur le début du traitement. Dans J. Strachey (Ed. et Trans.), The standard edition of the complete psychological works of Sigmund Freud, vol. 12* (pp. 112 - 144). Londres : Hogarth Press (ouvrage original publié en 1913).

[38]Frieswyk, S. H., Allen, J. G., Colson, D. B., Coyne, L., Gabbard, G. O., Horwitz, L. et Newsom, G. (1986). *Therapeutic Alliance : Its Place As A Process And Outcome Variable In Dynamic Psychotherapy Research*. Journal of Consulting and Clinical Psychology, 54(1), 32 - 38.

[39]Bordin, E. S. (1979). *The Generalizability Of The Psychoanalytic Concept Of The Working Alliance*. Psychotherapy : Theory, Research, and Practice, 16(3), 252 - 260.

[40]Horvarth AO, Symonds DB. (1991). *Relationship Between WorkingAllianceAnd Outcome In Psychotherapy:A Meta-Analysis*. J. Couns. Psychol. 38:139-49

[41]Sanders, Matthew R., W. Kim Halford et Brett C. Behrens. (1999). *Parental Divorce And Premarital Couple Communication*. Journal of Family Psychology 13.1 : 60.

[42]Ackerman, Steven J., et al. (2000). *Interaction of Therapeutic Process And Alliance During Psychological Assessment (Interaction du processus thérapeutique et de l'alliance pendant l'évaluation psychologique)*. Journal of Personality Assessment 75.1 (2000) : 82-109.

CHAPITRE 7

Coaching *et* mentorat Quand faut-il les utiliser dans le cadre du conseil ?

Traditionnellement, le mentorat est décrit comme une relation face à face, dyadique et à long terme entre un adulte superviseur et un étudiant novice qui favorise le développement professionnel, académique ou personnel de la personne guidée[1] .

Récemment, le mentorat est devenu une stratégie de développement essentielle pour les entreprises industrielles, les établissements universitaires et les organismes de soins de santé. Selon (Reinstein, A. et al, 2012)[2] , dans le cadre du mentorat, une personne expérimentée et expérimentée (le mentor) offre des conseils, une orientation et des conseils à un employé de rang inférieur (le mentoré). L'objectif est d'aider le mentoré à améliorer ses compétences et sa carrière, tout en générant des bénéfices pour l'institution qui l'emploie en produisant une offre durable de capital humain. Bien que cette définition capture l'essence du mentorat, elle semble très "industrielle", comme si un être humain était une marchandise sur le tapis roulant d'une usine ! Il manque à cette définition la dimension humaine qui inclut la croissance et la guérison émotionnelles et psychologiques qui doivent être le produit final de toute relation de mentorat efficace, puisqu'en fin de compte, nous parlons d'une relation de mentorat et non d'une relation de mentorat.

Le mentorat doit également tenir compte des valeurs, des tensions et des personnalités de chacun. Le mentorat doit non seulement renforcer la croissance professionnelle, mais aussi la croissance émotionnelle et psychologique.

Le conseil comme partie intégrante du coaching et du mentorat

Le mentorat, le coaching et le conseil sont actuellement au premier plan des stratégies visant à améliorer la croissance sur le lieu de travail. Les praticiens de la santé, les universitaires et les philosophes ne sont pas d'accord sur la signification des termes "coaching", "mentorat" ou "conseil". En outre, ces termes sont utilisés de manière interchangeable par différents personnels et institutions, en particulier par certains établissements d'enseignement internationaux réputés. La confusion provient du fait que le contexte social est intrinsèquement lié au langage et à la signification des mots. Des contextes différents donnent des significations différentes au même mot, par exemple : conseiller financier, conseiller académique, conseiller juridique, conseiller en santé. Dans le secteur des affaires, un "conseiller d'entreprise" s'efforce d'aider le client à maximiser ses profits par des conseils et un soutien financiers, tandis qu'un "conseiller juridique" s'efforce d'offrir des conseils et une aide juridiques. En revanche, le "conseiller en santé" est considéré comme une intervention thérapeutique effectuée par un professionnel, compétent et hautement qualifié[3] . Malheureusement, cette définition ne permet pas de réaliser tout le potentiel du conseil, car elle implique une force unidirectionnelle "d'intervention", comme si un être humain était réceptif, passif et n'avait rien à dire ou à objecter, à l'instar d'un chirurgien face à un patient souffrant d'une appendicite aiguë.

Le coaching est perçu différemment selon les personnes. Par exemple, nous avons des entraîneurs sportifs, des entraîneurs commerciaux, des entraîneurs techniques, des entraîneurs en soins de santé et même des entraîneurs holistiques. De même, le mentorat est considéré comme une association souple entre le mentor et la personne guidée et n'est pas ciblé.

Afin de mieux orienter le professionnel de la santé, il existe des différences structurelles entre le coaching, le conseil et le mentorat, que nous examinerons ci-dessous.

Coaching	Mentoring
Characterized by the following:	
Task (skills) oriented	Career oriented (evolving agenda)
Agenda is fixed	Needs rapport
Needs rapport	Less standardized
Usually non voluntarily	Helps navigate through political systems
Motivation is needed	Voluntary
More standardised	Unconditional acceptance
Short term investment	Motivation is needed
Coach is leading	Long term partnership
Institution control is evident	Requires matching to ensure success
Does not require matching	Institutional supervision is indirect
Agreement is between institution and coach	Helps the mentee think globally
	Mentor challenges mentees ideas, views
	Mentor develops managerial skills in mentee (risk management)
	Mentor helps mentee in networking, develop negotiating skills
	Personal organization is essential for success
	Mentor lets the mentee sees the consequences of taken decisions
	Reflection is offered by both parties
	Mentor integrity is essential
	Genuine partnership is required
	Empathy is required
	Cultural sensitivity
	Continuous build-up of partnership" scaffolding"
	Knowledge creation and sharing
	Counselling skills are vital
	Agreement is between mentee and mentor

Un exemple pourrait être la maîtrise d'une procédure clinique telle que l'excision d'un ongle d'orteil incarné ou l'apprentissage d'une nouvelle application informatique. Dans ce cas, la tâche peut prendre un jour ou des mois, mais certainement pas toute une vie.

Ces éléments sont essentiels pour un partenariat de mentorat fructueux et durable, puisque des données récentes suggèrent que plus de la moitié des relations de mentorat se dissolvent au cours des premiers mois[4] , de sorte qu'un partenariat profond et durable doit être mis en place pour que le mentorat soit couronné de succès à long terme. Bien que l'on puisse penser que le "facteur temps" est un facteur essentiel pour combler le fossé entre les différentes ethnies culturelles dans le processus de mentorat, les données qualitatives[5] suggèrent que le "simple jumelage" ne réduit pas nécessairement le fossé socio-économique ou culturel. Par conséquent, le développement final d'un partenariat significatif est loin d'être certain dans le cadre du mentorat. À l'heure de la haute technologie et de la mondialisation, l'âge peut être un facteur dominant dans la détermination du succès du processus de mentorat. En fait, les jeunes d'aujourd'hui peuvent considérer le processus de mentorat comme naïf et non pertinent[6] . Ce danger doit être anticipé par ceux qui vont exercer des fonctions de mentorat car le processus de mentorat est influencé par de nombreux facteurs, y compris le bien-être psychologique, émotionnel et physique de la personne guidée et des mentors. Par conséquent, les personnes guidées ne devraient pas être laissées seules pour naviguer sur cette route compliquée. En outre, les mentors doivent rechercher, se concentrer et développer les points forts de leurs protégés plutôt que de "s'attaquer" à leurs faiblesses et de les mettre en évidence, ce qui a pour effet de désillusionner le protégé et, en fin de compte, de mettre en péril le processus de mentorat. Par conséquent, pour qu'un partenariat productif soit durable, les personnes guidées doivent pouvoir faire confiance à leurs mentors, "avoir la certitude qu'elles ne seront pas perçues à travers un prisme de préjugés et de stéréotypes" et qu'elles seront traitées comme des êtres humains égaux.

Phases du processus de mentorat

Les mentors et les personnes conseillées peuvent penser que le mentorat "se fait naturellement" une fois qu'il a été convenu, mais comme dans tout partenariat, certaines conditions préalables doivent être réunies pour s'assurer qu'une telle rencontre a bien lieu et qu'elle se poursuivra.

Les conditions préalables à un partenariat de mentorat durable sont, entre autres, les suivantes

- Acceptation positive non conditionnelle
- Attitude sans jugement
- Temps protégé
- Disponibilité de l'espace
- Comportement non manipulateur
- Absence de transfert et de contre-transfert
- Absence de stéréotypes et sensibilité culturelle
- Interaction entre adultes
- Approche non culpabilisante
- Relations professionnelles
- Absence de parti pris (commercial, politique, religieux, etc.)
- Soutien continu
- Ouvert à la critique constructive
- Le retour d'information est bidirectionnel
- Fourniture d'un soutien émotionnel et psychologique

Les relations de mentorat ont été expliquées par Zachary (2000)[7] comme un modèle composé de quatre phases progressant naturellement et caractérisées par un schéma prévisible. Il a utilisé une analogie agricole pour expliquer son idée.

Préparation

Cette première phase s'apparente à la préparation du sol pour la plantation. Le sol avant la plantation. Avant de s'engager dans le mentorat, les mentors potentiels évaluent leur état de préparation et leurs motivations.

Négocier

Ce qui se passe entre les parties concernées, c'est un peu comme si l'on plaçait les bonnes graines dans un sol bien préparé.

Habilitation

Lorsque les graines prennent racine, la plante est bien placée pour continuer à croître. C'est la phase de mise en œuvre de la relation de mentorat.

La clôture de la procédure

Selon Zachary, cette étape est comparable à la récolte, quel que soit le résultat du processus de mentorat.

Troisièmement, les fonctions et les résultats de la conseillance ne sont pas statiques et peuvent changer continuellement au cours des phases de la relation en fonction de la nature de la relation, du contexte dans lequel elle existe, des facteurs internes (mentor/mentoré), des forces externes et des buts et objectifs du mentoré. Les recherches antérieures sur le mentorat ont été menées par Kram (1983)[8] qui a identifié un ensemble similaire de phases dans la relation de mentorat : l'initiation, la culture, la séparation et la redéfinition. Bien que la plupart des recherches publiées au cours des deux dernières décennies soient basées sur le paradigme théorique de Kram (1985)[9] des quatre étapes du processus de mentorat, nous suggérons une nouvelle perspective théorique sur le mentorat en intégrant et en appliquant une phase complémentaire et finale, à savoir la "réorganisation". Nous proposons une nouvelle perspective théorique sur le mentorat en intégrant et en appliquant une phase complémentaire et finale qui est la "réorganisation". Nous parlons ici d'un mentoré mature qui a acquis de multiples compétences, des réseaux et une croissance émotionnelle et psychologique et qui jouera le rôle de mentor (réorganisation) pour ses collègues ou son personnel junior afin de les aider à renforcer leurs capacités et à gagner en maturité.

Les étapes du mentorat

1st stage	Initiation (introduction, establishing rapport and agreeing)
2nd stage	Mutual growth and psycho-emotional adjustment
3rd stage	Maturation
4th stage	Separation
5th stage	Reorganization

Stage1

C'est la période vitale où les différentes parties se retrouvent face à face pour la première fois et où chacune a des informations et des perceptions différentes sur l'autre, ce qui rend les deux parties craintives, anxieuses et peu à l'aise. Un mentor expérimenté établit généralement un bon rapport par le biais de communications verbales et non verbales où le mentoré bénéficie d'un regard positif inconditionnel, d'empathie, d'un bon contact visuel et d'une grande chaleur. Ensuite, les deux parties se mettent d'accord sur la feuille de route (temps alloué, fréquence des réunions, fixation d'objectifs, discussion sur le plan de développement personnel, étapes, etc.

Étape 2

S'agit-il de l'étape essentielle au cours de laquelle le mentoré est mis au défi, soutenu et orienté vers une pensée innovante ? Dans le même temps, les rapports et la définition des objectifs se construisent continuellement, tandis que la confiance mutuelle continue de croître tout au long du voyage "échafaudage". Il faut souvent au moins six mois pour que cette étape de progression soit accomplie[10] et peut parfois durer des années en fonction du contexte du processus de mentorat et de ses objectifs. Au fil du temps, le mentor et la personne guidée deviennent plus détendus, plus ouverts, plus confiants, apprennent mutuellement, explorent les sujets plus en profondeur et remettent en question les perceptions de l'autre sur un "pied d'égalité". Ces réalisations ne sont pas possibles sans un soutien émotionnel et psychologique offert à la personne guidée tout au long de son parcours. Après tout, les mentorés sont des êtres humains et non des ordinateurs auxquels il suffit de donner des informations et des instructions pour qu'un résultat proposé se produise à coup sûr. Il y aura des moments où la personne guidée sera confrontée au stress lié au travail, à des questions personnelles, à des problèmes familiaux, etc. Un mentor qui traite son protégé de manière holistique sera capable de capter les messages subtils envoyés par le protégé ou, plus important encore, de détecter les signes non verbaux de détresse et d'y répondre de manière appropriée et confidentielle en offrant son soutien, son empathie et ses conseils.

Au fil du temps, la personne guidée gagne en dynamisme et la direction du partenariat et du processus de mentorat penche davantage en faveur de la personne guidée.

Étape 3

Le processus de maturation peut être entravé par le transfert et le contre-transfert, ce qui conduit finalement à un partenariat futile qui se manifeste par une dépendance ou une contre-dépendance malsaine. En raison de la nature du mentorat "de longue durée", les deux parties doivent être conscientes de leurs signaux verbaux et non verbaux dès le début et doivent faire preuve de professionnalisme dans leur approche et éviter de tomber dans le piège du transfert et du contre-transfert.

Étape 4

Séparation - se produit lorsque le mentoré est devenu une "entité distincte" sur un pied d'égalité avec les mentors et qu'il entre dans une nouvelle phase de relation humaine basée sur l'amitié, la collégialité et le respect mutuel. Néanmoins, toutes les séparations ne sont pas des "fins heureuses", car il arrive que des problèmes inattendus surgissent pendant le processus de mentorat, notamment des changements de travail, des licenciements ou des problèmes d'immigration. En outre, une "séparation prématurée" peut parfois survenir en raison de problèmes éthiques au sein des Nations unies, de conflits d'agenda et de l'échec des activités de "nettoyage" ou de l'absence de mécanismes de "filet de sécurité".

Enfin, prévoir une bonne fin est l'un des mécanismes de sécurité qui garantissent que les deux parties sortiront du partenariat avec une perception positive de l'expérience. revoir et célébrer ce qui a été réalisé est presque plus efficace que de s'éloigner l'un de l'autre[11] .

Étape5

Réorganisation - une fois que le mentoré a mûri et s'est séparé, il se remodèle ou se réorganise en un nouveau personnage ou assume un nouveau rôle ou une nouvelle responsabilité sur la base des expériences et des compétences acquises tout au long du parcours du mentorat.

Continuum du mentorat

Si les philosophes, les universitaires et les praticiens ne s'accordent pas sur une définition du mentorat, et encore moins sur la fonction du mentorat, beaucoup considèrent que cette fonction est celle d'un guide, d'un conseiller et d'une conseillère pour une personne guidée[12-15] . Cependant, des universitaires ont récemment proposé une notion plus large du mentorat, comme Sullivan (1996)[16] , qui a proposé une notion plus large du mentorat, où le mentorat est considéré dans son domaine le plus large, comme une relation réciproque avec moins d'emphase sur la hiérarchie. En outre, Shapiro (1978), Clawson (1985) et Hagerty (1986) proposent un style de continuum '[1719] où le mentor passe de l'apprentissage à l'amitié et au soutien par les pairs. Cette notion simple (flux horizontal) d'évolution du rôle du mentor semble très simpliste, comme si elle se déroulait de manière fluide. Cependant, il y aura des moments au cours du processus de mentorat où l'une ou l'autre des parties, ou les deux, pourront souffrir d'épuisement, de surcharge et de frustration, en particulier si les solutions proposées ne portent pas leurs fruits. Par exemple, le passage de l'amitié au soutien par les pairs peut ou non avoir lieu en fonction de nombreux facteurs, notamment les traits de caractère, les gains personnels, les circonstances socio-économiques et le climat politique des organisations, ainsi que des forces externes telles que la mondialisation.

Le processus de mentorat doit être considéré dans son contexte, c'est-à-dire qu'il peut être réciproque (conseil de pair à pair), considéré comme complémentaire (voir le diagramme ci-dessous) tant pour la personne guidée que pour le mentor, et peut souvent être considéré comme unidirectionnel ou hiérarchique (cadre expérimenté et mature - travailleur novice) (voir le diagramme ci-dessous). La description classique du mentorat est celle d'une expérience en face à face, mais aujourd'hui, le "conseil par cybermédiation" gagne en reconnaissance et en dynamisme, tant au niveau personnel qu'au niveau institutionnel. L'e-mentorat est unique parce qu'il ne nécessite pas une approche traditionnelle du mentorat impliquant une interaction personnelle et en face à face, mais plutôt parce qu'il n'est pas limité par le temps, l'âge, le sexe, la religion, la hiérarchie, la culture, la race et la géographie. Un exemple réussi est le "Hewlett Packard Email Mentor Program" (http://www. telementor.org/hp/index.html) qui compte plus de 1500 employés de HP qui sont jumelés pour encadrer des étudiants du monde entier, qu'ils soient à risque ou doués[20] .Toutefois, cette approche pose certains problèmes, notamment le coût pour les personnes défavorisées, en particulier dans le tiers monde et les communautés pauvres des pays développés, la disponibilité des ordinateurs, la confidentialité, le piratage, les connaissances informatiques, l'adéquation des compétences, la confiance, les erreurs de communication, la responsabilité juridique et le niveau d'engagement. En outre, le partenariat virtuel manquera certainement de signaux non verbaux (corporels), d'empathie, de chaleur, d'authenticité, d'acceptation, de soutien émotionnel et psychologique, qui sont généralement offerts de manière fluide dans le cadre du processus de mentorat classique.

L'auto-mentorat, quant à lui, est une technique utilisée par les êtres humains pour mieux survivre. Il est pratiqué quotidiennement, mais n'est généralement pas construit de manière formelle, mais plutôt de manière informelle, et sa nature et sa sophistication varient d'une personne à l'autre en fonction d'un certain nombre de facteurs, dont le niveau d'éducation, le contexte, les aspirations, le bien-être émotionnel et l'état psychologique.Socrate est l'un des premiers philosophes à avoir inventé l'expression "se connaître soi-même", c'est-à-dire connaître ses faiblesses et ses forces, être conscient de ses propres sentiments, pensées et actions et de la manière dont ils interagissent avec le monde extérieur. Bien que la majorité des gens reconnaissent l'importance de la conscience de soi, il n'est pas facile d'y parvenir[20] . La difficulté de parvenir à la conscience de soi est liée à l'agitation permanente lors de la mise à l'épreuve de son ego, de ses perceptions, de ses expériences passées, de sa vision de l'avenir, de ses croyances, de son lieu de contrôle, de sa culture, de sa religion et de son bien-être psycho-émotionnel. Ce processus se caractérise par une recherche (réflexion) et un renouvellement continus, à l'image d'un arbre toujours vert qui conserve sa forme extérieure tout en se régénérant et en grandissant en permanence. Cette notion d'autocritique, en particulier pour les professionnels de la santé, est vitale car il s'agit d'êtres humains et non d'objets, et c'est cet examen de conscience qui est au cœur de la connaissance de soi et qui exige le courage d'admettre ses erreurs, ce qui ouvre la voie à des progrès continus. Les personnes qui réussissent se considèrent comme dynamiques, en constante évolution et prêtes à relever de nouveaux défis au fur et à mesure que leur carrière progresse. Le grand philosophe romain Cicéron aurait dit : "Personne ne peut te donner de meilleurs conseils que toi-même"[21] , de même que le Saint Coran aurait dit : "Non, l'homme sera une preuve contre lui-même". C'est en fait de cela qu'il s'agit quand on parle d'auto-mentorat. Il s'agit d'une évaluation franche de votre situation actuelle, de vos faiblesses, de vos forces et de la manière dont vous allez les corriger, c'est-à-dire en créant une feuille de route pour vous-même en fixant des objectifs, en obtenant un soutien adéquat, en prenant des risques, en construisant un portefeuille diversifié et en établissant des réseaux afin de devenir un meilleur individu.

Mentorat bidirectionnel / Double mentorat

Quelle que soit la forme que prend le processus de mentorat, il nécessite toujours un excellent "climat de conseil" pour être couronné de succès. Le "climat de conseil" implique, sans s'y limiter, la maîtrise des compétences de communication, l'intégrité, l'acceptation positive inconditionnelle, l'empathie, le retour d'information constructif et l'absence de préjugés, de stéréotypes, de manipulation, de transfert et de contre-transfert.

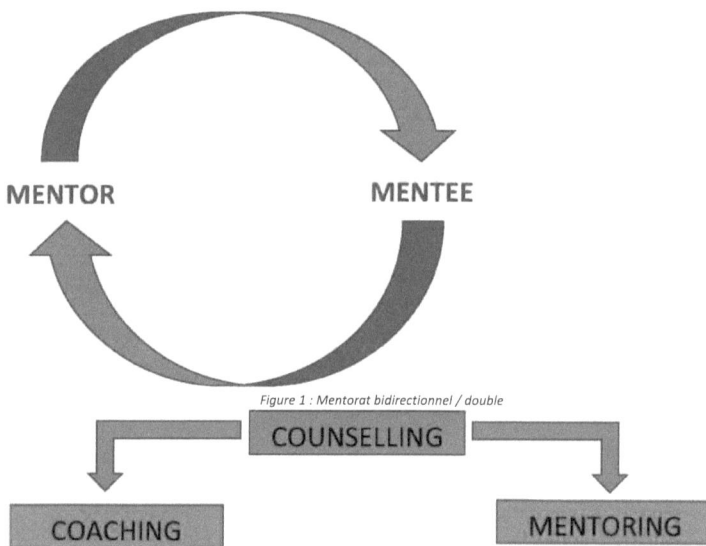

Figure 1 : Mentorat bidirectionnel / double

COUNSELLING

COACHING

MENTORING

Le processus de mentorat doit donc être considéré comme un processus continu couvrant l'ensemble de la carrière d'une personne et non comme un ensemble de rôles prescrits.

Références

[1] Wai-Packard, B. (2012). *Definition Of Mentoring*. Extrait de http://ehrweb.aaas.org/sciMentoring/Mentor_Definitions_Packard.pdf

[2] Reinstein, A., Sinason, D. H. et Fogarty, T. J. (2012). *Examining Mentoring In Public Accounting Organizations*. Review of Business, 33(1), 40.

[3] Donaldson, S. I., Ensher, E. A. et Grant-Vallone, E. J. (2000). *Longitudinal Examination Of Mentoring Relationships On Organizational Commitment And Citizenship Behaviour*. Journal of Career Development, 26, 233-249.

[4] Sperry, L. (1993). *Working With Executives : Consulting, Counselling, And Coaching*. Individual Psychology : Journal of Adlerian Theory, Research & Practice.

[5] Rhodes, J. (2002). *Stand By Me : The Risks And Rewards Of Mentoring Today's Youth*. Cambridge, MA : Harvard University Press.

[6] Spencer, R. (2006). *Understanding The Mentoring Process Between Adolescents And Adults*. Youth & Society, 37(3), 287-315.

[7] Flaxman, E., Ascher, C., & Harrington, C. (1988). *Youth mentoring : Programs and practices*. New York : Teachers College Press.

[8] Zachary, L. (2000). *The Mentor's Guide : Faciliter des relations d'apprentissage efficaces*. San Francisco : Jossey-Bass.

[9] Kram, K. E. (1983). *Phases Of The Mentor Relationship*. Academy of Management Journal, 26, 608-625.

[10] Kram, K. E. (1985). *Mentoring At Work*. Glenview, IL : Scott, Foresman(9).Kram 1985

[11] Megginson, D., Clutterbuck, D. et Garvey, B. (2006). *Mentoring In Action : A Practical Guide*. Kogan Page Publishers.

[12] Megginson, D., &Clutterbuck, D. (2004). *Technigues For Coaching And Mentoring*. Routledge.

[13] Jacobi, M. (1991) *Mentoring And Undergraduate Success : A Literature Review*. Review of Educational Research, 61(4), pp. 505-532.

[14]

Roberts, A. (2000) *Mentoring Revisited : A Phenomenological Reading Of The Literature*. Mentoring and Tutoring, (8)2, pp. 145-1

[15] DuBois, D. L., &Karcher, M. J. (2005). *Youth Mentoring : Theory, Research And Practice. In D. L. Dubois&M. J. Karcher(Eds.), Handbook Of Youth Mentoring*(pp. 624). Thousand Oaks, CA : 70.

16^.ll>

Sullivan, A. (1996) *From Mentor To Muse : Recasting The Role Of Women In Relationship With Urban Adolescent Girls.* Dans B.J. Ross Leadbeater& N. Way (Eds.), Urban Girls (New York, NYU Press).

[17] Shapiro, E. C., Haseltine, F. P., & Rowe, M. P. (1978). *Moving Up : Role Models, Mentors, AndThe" PatronSystem".* Sloan Management Review, 19(3), 51.

[18]

Clawson, J. G. (1985). *Is Mentoring Necessary* ? Training & Development Journal.

[19] Hagerty, B. (1986). *A Second Look At Mentors*. Nursing Outlook, 34(1),

[20] Goldman, M. (2/2/1997). *Perspectives On Telementoring And Mentor Center. National School Network TelementoringAnd Mentor Center.* http://nsn.bbn.com/ telementorwrkshp/goldman.html.

[21] Bloom ,P.J (2007).*Becoming A Self-Mentor*. The Director's link,p.1-20.Winter.

CHAPITRE 8

Le processus de conseil

Avant d'expliquer le processus de conseil, il est important de savoir pourquoi un client demande de l'aide. Il s'agit généralement d'une déchirure dans le tissu de la vie (perturbation de l'équilibre intérieur) qui peut être aggravée par le client lui-même. Cependant, il se peut qu'il ne

ne le voient pas de cette manière ou le nient, ce qui diminue leur capacité à faire face et les fait se sentir plus impuissants et inefficaces.

Pendant la consultation, le conseiller utilise son équilibre intérieur et extérieur comme outil thérapeutique pour favoriser une relation thérapeutique avec le client afin d'obtenir un résultat efficace.

Le conseil se caractérise par une relation professionnelle progressive, ciblée et impliquant un partenariat entre le conseiller et le client. Être professionnel signifie que les conseillers doivent se comporter de manière aussi neutre que possible, ne pas se laisser entraîner par les émotions du client et faire preuve d'empathie sans franchir la ligne de démarcation. En outre, le conseiller doit respecter l'autonomie du patient, préserver la confidentialité et être sensible aux différentes cultures et croyances. La nature du conseil est telle qu'il est "progressif", ce qui signifie que l'on s'attend à un suivi ou à des rencontres continues, en particulier dans les situations si sombres que le client n'a pas d'issue. Cela est particulièrement vrai dans certaines situations, par exemple lorsque les problèmes conjugaux ont atteint leur paroxysme mais que le divorce n'est pas une option viable et que, par conséquent, la cliente est emprisonnée pour le reste de sa vie.

Être "utile" signifie que le client et le conseiller doivent se mettre d'accord dès le départ sur l'objectif des séances de conseil et sur ce que l'on espère obtenir de manière réaliste, plutôt que de laisser les clients percevoir les conseillers comme des "solutions" plutôt que comme des "facilitateurs". Les professionnels de la santé qui dispensent des séances de conseil peuvent adopter une position paternaliste lorsqu'ils conseillent leurs clients, que ce soit consciemment ou inconsciemment, ce qui est futile puisque le conseil sera unidirectionnel et que le client assumera un rôle passif, ce qui rendra le client "dépendant", "contagieux" et, en fin de compte, mettra en péril son développement psychologique et émotionnel. L'idéologie du "partenariat" permet au client de passer d'un locus de contrôle externe (il croit que son destin est entre les mains de son partenaire) à un locus de contrôle interne (le client joue un rôle actif et assume la responsabilité de ses actes et de leurs conséquences).

CHAPITRE 9

Intervention en cas de crise (Création d'une feuille de route)

Le monde qui nous entoure est rempli de guerres, de conflits, d'immigration forcée et de situations de crise. Les crises aiguës sont très répandues, mais elles peuvent aussi survenir de manière inattendue au niveau personnel, familial ou professionnel.

Examinons les scénarios suivants :

Vous êtes un travailleur social ou un psychologue travaillant avec la police de Houston pour fournir des services d'intervention de crise à la police, aux intervenants d'urgence et aux survivants de l'ouragan Katrina qui viennent d'arriver au centre d'hébergement pour sinistrés de l'Astrodome de Houston. Il est minuit et l'une des survivantes (qui a été brutalement violée une semaine avant l'ouragan Katrina) se réveille en hurlant et en jetant des objets sur le jeune homme qui se trouve dans le lit de camp à côté du sien. Vous vous apprêtiez à rentrer chez vous pour dormir quelques heures, mais au lieu de cela, on vous appelle par haut-parleur pour désamorcer l'épisode de crise aiguë et fournir des services d'intervention en cas de crise.

Vous êtes consultant en gestion de crise dans un centre de soins de santé primaires. La semaine dernière, le centre de santé a été le théâtre d'une agression à l'arme blanche liée à la violence au travail, impliquant le chauffeur du centre de santé et l'un des infirmiers. Le directeur du centre de santé, le responsable de la sécurité, le responsable de la formation et le directeur de l'administration vous ont demandé d'organiser un atelier d'intervention en cas de crise pour l'ensemble du personnel médical, administratif et de sécurité du centre de santé.

Au cours du week-end, l'une de vos nouvelles infirmières vous a dit qu'elle revenait de l'unité gériatrique et qu'une de ses patientes était décédée de façon inattendue après avoir reçu une dose d'analgésique qu'elle avait déjà administrée avant son décès. Elle vous dit maintenant qu'elle envisage sérieusement de démissionner et de quitter la profession d'infirmière. De quelle manière l'intervention de crise peut-elle l'aider à faire face à la situation, à gagner en confiance et à éviter de démissionner ? Comment pouvez-vous vous y prendre ? Quel type de formation devrait être dispensé aux infirmières et aux médecins pour leur permettre de faire face aux crises de fin de vie et aux morts subites et inattendues ?

On vous a demandé de voir une femme qui est arrivée dans un camp d'immigrés mis en place par l'État et les responsables du camp vous l'ont amenée parce qu'elle était agitée, faisait des cauchemars et essayait de prendre une dose mortelle de comprimés de paracétamol pour mettre fin à ses jours, car elle se souvenait de son calvaire d'avoir été violée par plusieurs hommes alors qu'elle était retenue en captivité dans son pays déchiré par la guerre.

Pour aborder les situations de crise, il faut mettre en place une feuille de route qui soit pratique, efficace et acceptable pour les deux parties, le conseiller et la personne qui a besoin de conseils. Ainsi, le conseiller et le client peuvent envisager les implications de chaque solution proposée (étapes et jalons) et mieux comprendre comment chaque étape est liée à une autre afin de faciliter la réalisation des objectifs et la résolution de la crise. Les conseillers doivent répondre rapidement et avec empathie aux défis présentés par les victimes en état de crise. Ils doivent défendre les intérêts de la victime, être conscients de la charge émotionnelle et psychologique qui pèse sur elle, établir une relation dès que possible, aider le client à trouver d'autres solutions et méthodes d'adaptation, établir une alliance thérapeutique et donner au client les moyens d'agir en mettant en valeur ses points forts. Mais avant d'en arriver là, le conseiller doit s'assurer de l'urgence de la situation et offrir une aide inconditionnelle et chaleureuse, ce qui permettra d'établir une plateforme pour que les deux parties identifient et diffusent le problème principal et travaillent ensemble à la réalisation d'objectifs et de tâches réalistes à court terme. L'intervention en situation de crise consiste à identifier les capacités d'adaptation futiles (inadaptées) et à aider le client à les remplacer par des capacités d'adaptation.

Les clients en crise souffrent de détresse, d'instabilité émotionnelle, de dysfonctionnement psychologique et d'incapacité à fonctionner de manière logique et cohérente, il est donc du devoir du conseiller de répondre à ces besoins et d'aider le client à les surmonter. Selon Caplan (1964)[1] , une personne en situation de crise passe par quatre étapes : la première est l'excitation émotionnelle, la deuxième est la perturbation des activités quotidiennes, la troisième est l'échec des mécanismes d'adaptation pour résoudre la crise et la quatrième est la régression vers la dépression ou l'effondrement mental, ou la résolution partielle de la crise par l'utilisation de nouvelles techniques d'adaptation.

Ces dernières années, un certain nombre de modèles d'intervention en cas de crise ont été proposés[2-3] . Toutefois, il existe un modèle d'intervention en cas de crise qui élargit et développe les modèles précédents, à savoir le modèle d'intervention en cas de crise en sept étapes de Roberts (Robert 2005)[4] :

1. Établir un historique complet de la létalité et des dangers imminents sur le plan biopsychosocial.
2. Établir un rapport, offrir des réponses empathiques et une attitude non culpabilisante.
3. Identifier les problèmes essentiels, y compris les éléments déclencheurs de la crise ;
4. Laisser du temps et de l'espace aux sentiments et aux émotions ;
5. Formuler et explorer des alternatives et de nouveaux mécanismes d'adaptation ;
6. Formuler et convenir d'un plan d'action pour rétablir la fonction
7. Prévoir un suivi comprenant des séances d'habilitation.

Étape I : Antécédents biopsychosociaux et de létalité

L'intervenant doit procéder à une évaluation biopsychosociale rapide mais approfondie. En tant que conseiller, vous devez recueillir des informations complètes sur les idées suicidaires ou les tentatives de suicide, les incidents d'automutilation, les facteurs de stress, le soutien familial, la consommation actuelle de drogues et d'alcool, les affections concomitantes, en particulier la dépression, les allergies et les antécédents familiaux de maladies psychologiques. Il est tout aussi important d'établir les méthodes et les ressources internes et externes du client pour faire face à la situation[5] .

Ces informations peuvent être obtenues si le conseiller offre un regard positif et inconditionnel, fait preuve d'empathie et fournit de l'intimité, du temps et de l'espace, tout en faisant preuve d'excellentes compétences en matière de communication, ce qui implique une écoute profonde, des questions ouvertes et l'utilisation du silence.

Étape II : Établir rapidement un rapport

Les clients en crise souffrent souvent de choc, d'engourdissement, d'incrédulité, d'indécision, de tristesse, de frustration, d'anxiété, de tristesse, de colère, d'impulsivité, d'impuissance et de peur. Ils entrent généralement dans un état de trouble post-traumatique, qui est un état de santé mentale dans lequel les clients souffrent d'une série de symptômes tels que des flashbacks, une anxiété sévère, des cauchemars, ainsi que des pensées incontrôlables à propos de l'événement.

Le rapport est établi si le conseiller fait preuve d'un intérêt, d'une acceptation et d'une chaleur authentiques et installe un profond sentiment de confiance et de sécurité. Le conseiller doit faire naître l'espoir chez le client, ne pas porter de jugement, faire preuve d'une excellente communication non verbale en maintenant le contact visuel, en adoptant une posture ouverte et un ton de voix doux, tout en apportant un soutien émotionnel et psychologique.

Phase III : identifier les problèmes essentiels et les déclencheurs de crise

L'intervention de crise se concentre sur le(s) problème(s) présenté(s) par le client, qui sont souvent les principaux déclencheurs de la crise actuelle. Le conseiller tente donc d'établir la raison de ce problème et de répondre à la question "Pourquoi maintenant ?" Au cours de la séance de conseil, vous devez déterminer les problèmes présentés et les classer par ordre de priorité afin que le client puisse choisir de s'attaquer à un problème à la fois. Au fur et à mesure de l'entretien, le conseiller sera conscient du style d'adaptation inadapté du client et essaiera d'expliquer ces mécanismes d'adaptation inadaptés, d'en faire prendre conscience au client et de l'aider en même temps à explorer la possibilité d'autres mécanismes d'adaptation afin de rectifier la situation actuelle et d'éviter de nouveaux épisodes.

Étape IV : donner du temps et de l'espace aux sentiments et aux émotions

Le conseiller tente d'aider le client à exprimer ses sentiments, à obtenir un soulagement et un remède, d'autant plus que dans certaines cultures, l'expression des sentiments et des émotions est perçue comme un signe de faiblesse et de repentir contraire à la volonté de Dieu, de sorte que le conseil peut parfois s'avérer difficile s'il est dispensé au-delà des cultures et des frontières (immigrants de guerre). Pour ce faire, le conseiller s'appuie sur les techniques familières d'"écoute active", telles que le reflet des sentiments, l'approfondissement et la paraphrase (⁵). Si l'on considère l'exemple précédent d'une infirmière en crise qui envisage sérieusement de démissionner et de quitter la profession d'infirmière, le conseiller se demandera à voix haute si une telle décision est le moyen le plus efficace de faire face à la crise.

Étape V : formuler et explorer des alternatives et de nouveaux mécanismes d'adaptation

Cette étape est souvent la plus difficile à franchir dans le cadre d'une intervention de crise. Les clients traumatisés par une crise n'ont généralement pas le sang-froid nécessaire pour examiner la situation dans son ensemble et ont tendance à avoir une vision étroite des événements et à essayer de justifier cette approche et ses stratégies d'adaptation inadaptées. Il est du devoir du conseiller de réorienter la cognition du client vers une pensée globale et de l'aider à sortir de cet examen "microscopique" des événements après avoir établi un équilibre émotionnel partiel et une tranquillité. À ce stade, le conseiller demande au client (propriétaire de la décision) de suggérer de nouvelles options, comme l'arrêt de la décision de démissionner, l'appel à la police pour déposer une plainte contre un patient schizophrène ou un contrat écrit de non-suicide dans le cas d'une migrante qui a été violée dans le camp de réfugiés précédent.

Étape VI : Formuler et convenir d'un plan d'action pour rétablir la fonction.

Pour l'infirmier qui a été poignardé par un patient schizophrène, un plan d'action peut comporter plusieurs éléments :

- Assurer la sécurité 24 heures sur 24 autour et à l'intérieur du centre de santé, y compris au moyen de caméras de télévision en circuit fermé.
- Former l'administration, le personnel clinique et le personnel de sécurité par le biais d'ateliers, de mises en situation et de jeux de rôle sur la manière de reconnaître et de traiter les patients souffrant de psychose aiguë.
- Garder les couteaux et les objets tranchants dans des armoires fermées à clé en permanence
- Impliquer la famille des clients avec le travailleur social et l'officier de liaison
- Offrir une psychothérapie et un soutien à la victime.
- Formuler un plan de crise pour les épisodes futurs.
- Le bouton d'urgence et la ligne d'assistance doivent être connus de tout le personnel.
- Dans le cas d'une psychose associée à un délire, le client peut être anxieux et agité ; les médicaments nécessaires doivent donc être disponibles et faire l'objet d'un suivi attentif.
- Réduire l'isolement et la stigmatisation - la famille et les organismes d'aide doivent être contactés pour maintenir un soutien continu au client en crise.

Étape VII : suivi du plan, y compris des sessions d'habilitation.

Les conseillers et les clients doivent planifier ensemble les événements futurs pour s'assurer que le client s'est remis de la crise initiale et pour évaluer l'état du client après la crise. L'évaluation de la situation post-crise comprend, sans s'y limiter, les éléments suivants

- Santé physique du client (par exemple, état nutritionnel, traces de blessures non accidentelles, hygiène du sommeil, etc ;)
- Capacité cognitive (le client peut-il apprécier l'importance des événements et leurs ramifications) ;
- Une évaluation sociale, spirituelle et académique doit être assurée pour que le client retrouve son calme, son harmonie intérieure et son estime de soi ;
- Clarifier avec le client les options de traitement/gestion actuelles et leur degré de satisfaction.
- Évaluation des nouveaux facteurs de stress et de la manière de les gérer
- Discuter avec le client du besoin éventuel de conseils juridiques, médicaux ou financiers.

Le suivi des clients doit toujours s'accompagner d'un soutien émotionnel et psychologique, et la fréquence de ces séances doit être adaptée aux besoins du client et à la nature de la crise.

Le soutien psychologique et émotionnel joue un rôle essentiel dans la satisfaction des besoins des clients touchés par une crise. Ils améliorent la gestion de soi et les mécanismes d'adaptation, réduisent l'anxiété, la dépression et le deuil, permettant ainsi aux clients de se sentir suffisamment bien pour reprendre leurs activités quotidiennes normales, y compris le travail ainsi que les activités sociales et communautaires. Négliger les besoins psychologiques et émotionnels du client exacerbe la situation et peut mettre votre plan en péril. En fin de compte, votre client sera insatisfait et plus enclin à utiliser les services de santé communautaires, à consulter son médecin généraliste et à passer plus de temps à l'hôpital[7] .

Conclusion

Les conseils en cas de crise doivent être prodigués rapidement et répétés chaque fois que cela s'avère nécessaire. L'impact d'une crise sur les personnes varie d'une personne à l'autre en fonction de leur bien-être psychologique, de leurs traits de personnalité, de leurs expériences antérieures, de leurs forces intérieures, de leurs mécanismes d'adaptation, de leurs capacités cognitives, de leur soutien social, de l'ampleur de la crise et du nombre de crises qu'elles ont traversées. Pour certains, une crise est l'occasion de se développer et de s'épanouir, tandis que pour d'autres, elle peut conduire à la dépression, au suicide, à la remise en cause des objectifs de vie et à une détérioration rapide du fonctionnement.

Références

[1]
Caplan, G. (1964). *Principes de psychiatrie préventive*. New York : Basic Books.

[2] Greenstone, J. L. et Leviton, S. C. (2002). *Elements Of Crisis Intervention : Crises And How To Respond To Them (2e éd.).* Pacific Grove, CA : Brooks/Cole

[3] Collins, B. G. et Collins, T. M. (2005). *Crisis And Trauma : Developmental-Ecological Intervention.* Boston : Lahaska Press.

[4] Roberts, A. R. (2005). *Bridging The Past And Present To The Future OfCrisis Intervention And Crisis Management. Dans A. R. Roberts (Ed.),* Crisis intervention handbook : Assessment, treatment, and research (3e éd., pp. 3-34). New York : Oxford University Press.

[5]   Eaton, Y. et Errol, B. (2000). *The Comprehensive Crisis Intervention Model Of Community Integration, Inc. Crisis Services. Dans A. R. Roberts (Ed.),* Crisis intervention handbook : Assessment, treatment, and research (2e éd., pp. 373-387). New York : Oxford University Press.

[6]   Egan, G. (2002). *The Skilled Helper (7th Ed.).*Belmont, CA : Wadsworth.

[7]   Carlson L, Bultz B. (2004). *Efficacité et compensation des coûts médicaux des interventions psychosociales dans le traitement du cancer : Making The Case For Economic Analyses*. Psycho-Oncology)

CHAPITRE 10

Chagrin et deuil, dépression, anxiété, psychosomatisation

Le chagrin et le deuil accompagnent les êtres humains de tous âges à travers la mort de membres de la famille, d'amis et, en fin de compte, de soi-même. Il est essentiel de comprendre l'impact et l'adaptation au chagrin et au deuil dans la vie des êtres humains particulièrement vulnérables.

Les personnes âgées et les enfants. Quel que soit l'âge, le processus de deuil se compose de deux éléments : une réaction émotionnelle et la nécessité de faire face à la perte d'une relation d'attachement étroite[1] .

Les clients en deuil peuvent souffrir de :

1. Large éventail d'émotions perturbatrices (par exemple, tristesse, colère, solitude, anxiété et culpabilité)
2. Perturbation des fonctions (par exemple, troubles de l'alimentation et du sommeil)
3. Déclin des fonctions cognitives
4. Perturbation du système immunitaire
5. Diminution de la capacité à faire face
6. Vulnérabilité accrue aux maladies et taux de mortalité plus élevés[2-3] .
7. Addiction (nicotine, alcool, drogues illicites)
8. Charge psychologique (anxiété, dépression et psychosomatisation)

À cet égard, la différence entre ce qui serait considéré comme un deuil "normal" et un deuil "pathologique" dépend de l'ampleur de l'interférence avec le fonctionnement quotidien du client, ses relations, ses performances professionnelles, son état psychologique et cognitif, sa capacité d'adaptation, sa santé, sa résilience, et de la durée de ces problèmes.

Hétérogénéité de la réaction au deuil

Il est important de réaliser que la réponse et la capacité d'adaptation au deuil dépendent de l'âge, des comorbidités, du soutien social, de la perception de l'ampleur de la perte, du niveau d'attachement, de l'état psychologique avant l'épisode de deuil, de la culture, du locus de contrôle, des capacités d'adaptation et du système de croyances. En outre, la variabilité interpersonnelle est plus élevée chez les personnes âgées que chez les jeunes et les personnes d'âge moyen[4] .

Questions contextuelles liées au deuil

L'expérience du deuil peut être particulièrement désorganisatrice pour les clients en termes de rôles sociaux, d'opportunités professionnelles, de rôles familiaux, de revenus, de systèmes de soutien et d'opportunités sociales, ce qui accroît la dépendance à l'égard du soutien social et financier et la solitude, en particulier chez les personnes âgées. En outre, les personnes âgées sont plus susceptibles d'être désavantagées aux yeux de la famille et de la communauté, car les symptômes du deuil, et en particulier de la dépression, peuvent être considérés comme une partie normale du processus de vieillissement.

Conséquences du deuil

Une personne qui traverse un processus de deuil peut souffrir d'une multitude de troubles, notamment physiques, émotionnels, spirituels, nutritionnels, de sommeil, cognitifs, émotionnels et de solitude sociale, qui ont un impact négatif non seulement sur elle-même, mais aussi sur son entourage, qu'il s'agisse des membres de sa famille, de ses amis, de ses collègues ou de son travail.

Les personnes âgées, par exemple, peuvent souffrir davantage que les jeunes ou les personnes d'âge moyen en raison de conditions co-morbides, du processus de vieillissement et de la dépression, qui est une préoccupation majeure, en particulier au sein de la population âgée, étant donné que les gens vivent plus longtemps de nos jours en raison de l'amélioration de la santé et des conditions sociales.

Bien que des études longitudinales aient fourni un aperçu significatif des conséquences du deuil sur la santé physique et mentale des personnes âgées, ces résultats doivent être considérés avec prudence. Premièrement, un certain nombre d'études n'ont pas étudié l'état de santé mentale avant le deuil(5) puisque de nombreuses personnes âgées souffrent de maladies chroniques et progressives telles que le diabète, le cancer, la démence, l'arthrite rhumatoïde, les accidents vasculaires cérébraux, les maladies cardiovasculaires et l'incapacité physique[6] . Deuxièmement, bon nombre de ces études se sont appuyées sur la dépression comme indicateur fondamental de l'adaptation, ce qui peut être problématique puisque les patients souffrant de comorbidités (douleur chronique, diabète, cancer, etc.) font généralement état d'une dépression élevée, quel que soit leur état matrimonial[7] .

De même, les pathologies comorbides peuvent être exacerbées par la dépression, et il convient de noter que la dépression non traitée est un facteur de risque important de suicide dans la population âgée[8] .

S'occuper des soignants

Les conseillers doivent être conscients qu'ils ont parfois deux clients à considérer : le client "visible" qui vient régulièrement pour des séances de conseil et le client "invisible", c'est-à-dire l'aidant qui s'occupe d'une mère dépressive et affaiblie ou d'un père atteint d'un cancer en phase terminale et qui peut voir son proche souffrir de douleurs atroces, de déshydratation ou de refus de s'alimenter ; en conséquence, l'aidant peut très bien souffrir d'épuisement, de troubles du sommeil, de troubles de l'appétit, d'épuisement professionnel, de frustration, de solitude, d'isolement et de dépression. Ces problèmes sont encore plus importants chez les aidants âgés et peuvent avoir des conséquences durables telles que la dépression et les troubles de l'adaptation, bien au-delà de leurs capacités d'adaptation et de résilience[9-10] .

Les conseillers doivent rassurer leurs clients sur le fait que le chagrin et le deuil sont des phénomènes naturels de perte et que tout le monde n'a pas besoin de l'intervention d'un expert, mais que chez les personnes vulnérables, ils peuvent avoir des effets délétères sur les aspects physiques, émotionnels, psychologiques, sociaux et financiers de la personne. Tout d'abord, le deuil est un phénomène naturel et non un problème médical. Chez les personnes âgées, il peut exacerber des pathologies telles que la maladie d'Alzheimer ou le cancer et influer sur les fonctions quotidiennes, notamment l'alimentation, le sommeil et même l'hébergement en maison de retraite ou en hospice.

Lorsqu'il s'agit de conseiller des clients en deuil, il n'y a pas de recettes fixes et faciles pour chaque situation de deuil. Cependant, selon Worden[11] , une personne en deuil doit atteindre quatre objectifs fondamentaux

- Reconnaître et accepter la réalité de la perte
- Traverser la douleur du deuil
- S'adapter à une nouvelle situation dans laquelle la personne décédée est absente
- Réorienter l'énergie vers d'autres opportunités.

Le conseiller doit s'assurer que la "scène" est propice au conseil et commencer par une déclaration telle que "Comment allez-vous - en vous-même" et faire une pause pour répondre et se préparer à la réaction du client. En même temps, le conseiller doit faire preuve d'empathie (partage des sentiments et des expériences) et d'une préoccupation sincère.

Cette question peut être suivie d'une autre comme "Qu'est-ce qui vous manque le plus ?". Cet exercice est en soi une source de guérison pour le client, en particulier s'il se sent seul ou s'il est confronté à des conflits familiaux. . Il est donc extrêmement important de comprendre que la perte et la séparation ont des significations et des conséquences différentes selon les individus, ce qui entraîne souvent de la colère, un choc, de l'incrédulité ou un déni, suivis d'immenses réactions émotionnelles de pleurs et de désir, associées à des pensées perturbées et à de la tristesse.

Au cours de la deuxième séance, le conseiller demande au client de réfléchir à son expérience sans la personne décédée. Lors de la troisième séance, le conseiller encourage la personne endeuillée à réfléchir aux moyens de faire face et de gérer sa vie sans la personne décédée.

Il peut s'écouler un an, voire plusieurs années, avant qu'une personne endeuillée ne commence à retrouver un sens et un but à sa vie[12] et il arrive que le processus de deuil soit sans fin, en particulier chez une mère qui a perdu son enfant. Lors de la quatrième séance, le conseiller essaie de voir comment le client fait face à sa nouvelle vie sans la personne décédée et de déterminer dans quelle mesure il réussit à se gérer (mécanismes d'adaptation et ajustement), à gérer sa famille, ses finances, son travail et sa dimension spirituelle.

Le processus de guérison est facilité si le client se voit offrir la possibilité d'assister à un service commémoratif, qui peut varier d'une culture à l'autre : il peut s'agir d'un service hebdomadaire dans certaines cultures, où l'endeuillé se rend sur la tombe de la personne perdue, ou d'un service qui a lieu plusieurs mois après le décès.Quelle que soit la nature du rituel et du calendrier, la possibilité de "renouer" spirituellement et émotionnellement avec la personne décédée offre une opportunité de guérison et de progrès.en même temps

Il ne faut pas oublier que la réparation et la guérison interviennent au cours de l'expérience de deuil qui implique (tristesse, dépression, anxiété, troubles de la cognition, épuisement émotionnel et désarroi) et que, pour certains individus, elle peut être l'occasion de se découvrir soi-même, de découvrir le sens de la vie et même de s'épanouir. Il faut être attentif au fait que le processus de deuil ne suit pas toujours une certaine séquence, et que les sentiments et les émotions peuvent surgir de manière inattendue à n'importe quel stade du processus de conseil, même après une longue période de calme.

Dépression

Au niveau mondial, la dépression majeure est un trouble courant, grave et récurrent, associé à une diminution de la qualité de vie et du fonctionnement quotidien, ainsi qu'à une augmentation de la morbidité médicale et de la mortalité [1314]. Selon des données récentes de l'Organisation mondiale de la santé (OMS), la dépression est la 4th principale cause d'invalidité dans le monde[15] et d'ici 2020, elle devrait être la deuxième principale cause[15]. Pire encore, des études cliniques montrent qu'une proportion importante des personnes qui cherchent à se faire soigner pour une dépression majeure présentent une évolution chronique' récurrente de la maladie [1718].

Des études épidémiologiques menées dans le monde entier ont montré que l'âge, le sexe et la situation de famille sont étroitement associés à la dépression majeure. Le risque de dépression majeure est deux fois plus élevé chez les femmes que chez les hommes[19]. Le taux de dépression majeure est significativement plus élevé chez les personnes divorcées ou séparées que chez les personnes mariées[20]. On pourrait penser que la vieillesse est associée à un risque plus élevé de dépression, ce qui est tout à fait vrai dans les pays occidentaux, mais dans les pays en développement, c'est l'inverse qui se produit [2122]. En outre, plusieurs études ont montré que la dépression est associée à l'arrêt des études [2325], à l'insatisfaction conjugale [2527], à un comportement parental négatif[28]. Il existe une association significative entre la dépression majeure et les troubles physiques chroniques, notamment l'arthrite, l'asthme, le cancer, les maladies cardiovasculaires, le diabète et les douleurs chroniques[29]. Plusieurs méta-analyses ont montré que la dépression majeure est un facteur prédictif de l'apparition ultérieure du diabète[30], des accidents vasculaires cérébraux[31], des crises cardiaques[32] et de certains types de cancer[33]. Les personnes dépressives ont tendance à présenter des taux élevés de tabagisme et de consommation d'alcool[34], une faible observance des traitements médicaux[35], l'obésité[36] et des dysfonctionnements biologiques, tels que l'hyperactivité de l'axe hypothalamo-hypophyso-surrénalien et la dérégulation du système immunitaire[37]. D'autre part, la dépression est davantage une conséquence des maladies chroniques, comme le montrent les études épidémiologiques [3840]. Et la rencontre quotidienne avec des patients souffrant de

Il est désormais bien établi que la dépression majeure est associée de manière significative à des troubles physiques chroniques, notamment l'arthrite, l'asthme, le cancer, les maladies cardiovasculaires, le diabète et les douleurs chroniques [4143]. Plusieurs méta-analyses ont montré que la dépression majeure est un facteur prédictif de l'apparition ultérieure du diabète[44], des accidents vasculaires cérébraux[45], des crises cardiaques[46] et de certains types

48

de cancer[47] . Les personnes dépressives ont tendance à présenter des taux élevés de tabagisme et de consommation d'alcool[48] , une faible observance des traitements médicaux [4950] , l'obésité et des dysfonctionnements biologiques, tels que l'hyperactivité de l'axe hypothalamo-hypophyso-surrénalien et la dérégulation du système immunitaire[50] . D'autre part, la dépression est davantage une conséquence des maladies chroniques, comme le montrent les études épidémiologiques[52-54] . Et la rencontre quotidienne avec des patients atteints de maladies débilitantes graves telles que la polyarthrite rhumatoïde et le cancer.

Les personnes souffrant de dépression clinique éprouvent généralement un sentiment de grande tristesse, de désespoir, d'anxiété et de dévalorisation qui peut durer des mois, voire des années. Les professionnels de la santé peuvent utiliser des instruments de dépistage validés et fiables, tels que l'inventaire de dépression de Beck [BDI-II] ou le questionnaire sur la santé du patient 9 [PHQ-9], afin de diagnostiquer la dépression et d'en déterminer la gravité en demandant aux patients de remplir des questionnaires. De nouvelles données ont démontré sa validité conceptuelle, non seulement pour la détection de la dépression majeure en milieu clinique, mais aussi pour celle des troubles dépressifs sous seuil dans la population générale[55] . Chaque réponse à ces questions est assortie d'un score et le score total du questionnaire ("échelle d'évaluation de la dépression") peut être utilisé par le conseiller pour diagnostiquer la dépression, évaluer sa gravité et l'utiliser à l'avenir pour déterminer l'amélioration ou la régression de l'état dépressif du patient client. Un score PHQ-9 inférieur à 5 est considéré comme normal, tandis que 5, 10, 15 et 20 représentent respectivement une dépression légère, modérée, modérément sévère et sévère.

Au cours des deux dernières semaines, combien de fois avez-vous été gêné par l'un des problèmes suivants ? Lisez attentivement chaque question et entourez votre réponse.

	Not at all	Several days	More than half the days	Nearly every day
	0	1	2	3
a. Little interest or pleasure in doing things				
b. Feeling down, depressed, or hopeless				
c. Trouble falling asleep, staying asleep, or sleeping too much				
d. Feeling tired or having little energy				
e. Poor appetite or overeating				
f. Feeling bad about yourself, feeling that you are a failure, or feeling that you have let yourself or your family down				
g. Trouble concentrating on things such as reading the newspaper or watching television				
h. Moving or speaking so slowly that other people could have noticed. Or being so fidgety or restless that you have been moving around a lot more than usual				
i. Thinking that you would be better off dead or that you want to hurt yourself in some way				
Total				

Bien que le PHQ-9 soit facile à utiliser, les deux premières questions peuvent être menaçantes pour certains individus de certaines cultures et religions, car dans certaines cultures, déclarer un manque de bonheur est considéré comme un signe de manque de volonté et les clients auront tendance à le nier ; d'autre part, déclarer une dépression est considéré comme une désapprobation et un repentir contre la volonté de Dieu et le destin des êtres humains. Une façon de résoudre ce problème consiste à poser les deux premières questions juste avant la dernière afin de mettre le client en confiance de façon progressive et non menaçante.

Au cours de la séance de conseil, le conseiller s'efforcera de planter le décor
• Planter le décor (assurer le temps, l'intimité et l'espace)

- Établir un rapport
- Laisser du temps pour la ventilation
- Faire preuve d'empathie et non de sympathie
- Obtenir de l'aide du point de vue du patient
- Rectifier le processus de pensée inadapté (rectifier la pensée du tout ou rien)

Lorsqu'une personne est déprimée, elle n'est pas seulement plus émotive, mais ses pensées peuvent être extrêmement négatives et déformer sa vision de la réalité. Son cerveau émotionnel l'amène à penser en termes de tout ou rien :

- "Je suis complètement ruiné"
- "Rien de bon ne m'arrive jamais"
- "Les gens vous laissent toujours tomber.

Le conseiller devra remettre en question ces pensées inadaptées et encourager le client à rechercher d'autres points de vue et à voir les aspects positifs de la situation plutôt que de se concentrer sur les aspects négatifs (c.-à-d. regarder la situation dans son ensemble). Les personnes souffrant de dépression sont en proie à des pensées négatives constantes qui entretiennent l'état dépressif. Ces pensées se produisent automatiquement chez les personnes dépressives, c'est-à-dire sans effort conscient. Par exemple, un client déprimé peut avoir des pensées automatiques comme celles-ci :

- "Ma vie a toujours été un échec."
- "Je suis le pire employé que mon entreprise ait jamais employé".
- "Mon destin est d'être malheureux".

Avec le temps, le client apprendra à reconnaître et à corriger les pensées négatives, déformées, exagérées et automatiques qui contribuent à la dépression et finira par les surmonter, se sentir mieux et voir le monde sous un nouvel angle. (Thérapie cognitive).

La thérapie cognitive de la dépression : Un cadre simple

La thérapie cognitive propose que la plupart des problèmes soient constitués de différentes parties. Ces parties sont les suivantes

- Comment le client voit le(s) problème(s) la personne le voit
- les réflexions du client sur le problème
- quelles émotions le client associe-t-il au problème ?
- les conséquences physiques (sentiments) qu'éprouve le client à ce moment-là
- les actions du client avant, pendant et après l'apparition du problème

L'utilisation de techniques de thérapie cognitive par le conseiller implique que le client apprenne à "démêler la toile d'araignée" de ses problèmes en éléments plus petits. Par conséquent, une fois que le client a fait cela, les problèmes qui semblaient énormes deviennent gérables.

Au cours de séances de conseil régulières, le conseiller enseigne les techniques de la thérapie cognitive. Ensuite, le client est invité à faire des travaux à domicile entre les séances. L'idée des travaux à domicile est d'apprendre au client à appliquer les techniques pour résoudre des problèmes de vie particuliers.

En apportant quotidiennement ces petits changements à leur façon de penser et à leur comportement, les clients verront leur humeur, leur attitude et leur comportement s'améliorer durablement.

Traiter la dépression

De nombreuses études cliniques ont démontré que la thérapie cognitive est aussi efficace que les antidépresseurs pour traiter la dépression, et qu'elle semble réduire le risque de rechute même après son arrêt. Il est probable que la thérapie cognitive et les antidépresseurs agissent par des voies neuronales similaires, ainsi que par des mécanismes spécifiques à chacun d'entre eux[56] .

Thérapie cognitive

Les étapes pratiques du conseil cognitif :

De nombreux professionnels de la santé qui se lancent dans l'expérience du conseil ne connaissent pas les techniques utilisées par les thérapeutes spécialisés dans la thérapie cognitive. Pour simplifier les choses, le conseiller doit suivre les étapes suivantes :

1. Les clients doivent être conscients et accepter que certaines de leurs perceptions et interprétations de la réalité peuvent être déformées et inexactes et que ces interprétations conduisent à des pensées négatives.
2. Les clients apprennent à reconnaître les pensées, émotions et concepts négatifs ("automatiques") et à les remplacer par des pensées alternatives qui ressemblent davantage à la réalité.
3. Au fur et à mesure que la consultation progresse, elle se concentre davantage sur la restructuration des croyances "fondamentales" profondément ancrées sur soi et sur le monde.

Le rôle de la thérapie comportementale

Afin de surmonter l'inertie du client et de renforcer les activités positives chez les clients déprimés, le conseiller peut choisir d'utiliser des techniques de thérapie cognitivo-comportementale. Ces activités doivent faire l'objet d'un accord mutuel et peuvent inclure des activités agréables avec des collègues ou des membres de la famille, des travaux domestiques et des activités créatives afin de parvenir à une réapplication positive, à la confiance en soi et à l'autonomisation. D'autres exemples de techniques cognitivo-comportementales peuvent inclure l'attribution de tâches graduées, la résolution de situations comportementales difficiles.

Voici quelques exemples de techniques de TCC appliquées dans la pratique

Context	Giving a lecture to colleagues
Client's mood	Nervous and sad
Client's automatic thought	My colleague's ill laugh at me.
Evidence supporting irrational thought	I have failed the last time.
Evidence that counters the irrational thought	I have been successful many times before.

Alternative thought	I can rely on my previous successes
Example of activity scheduling and goal setting	
Goal: Give a lecture in front of an audience, because facing the audience is difficult for me.	
Action plan	Start preparing your lecture one week ahead; and involve a colleague if possible.
Time to start	Tomorrow
Possible obstacles to achieving goal	I cannot prepare my slides when my children are around; my husband and I come home at different times.
Mechanisms to overcome obstacles	Prepare the slides when children are not around; talk to husband about taking children to the park while you prepare your slides.
Progress note	Day1: house was noisy, and I could not prepare slides. Day. 2: house was quiet, and I prepared my slides with the help of my colleague; Day. 3: house was noisy, I and my colleague managed to prepare some slides together.

Thérapie cognitive

Les principes fondamentaux de la thérapie cognitive sont les suivants

1. L'accent est mis sur l'intégration de la collaboration
2. Conceptualisation des cas,
3. Structure,
4. l'éducation des clients,
5. l'application de techniques cognitivo-comportementales

Dans la thérapie cognitive de la dépression majeure, les pensées sont considérées comme jouant un rôle majeur dans l'apparition d'émotions négatives (par exemple, l'anxiété et la dépression) et de réactions physiologiques. Au cours de la thérapie cognitive, le conseiller évalue le développement des croyances de ses clients sur eux-mêmes, leurs expériences d'enfance, l'exposition à des événements stressants de la vie, le développement de croyances déformées et de pensées automatiques négatives conduisant finalement aux signes et symptômes de la dépression.

Conceptualisation du cas

La thérapie cognitive commence par une formulation du cas.

Les clients gravement déprimés sont fondamentalement convaincus qu'ils sont impuissants, qu'ils ont une mémoire accrue des informations négatives, qu'ils interprètent les événements de la vie comme négatifs, que personne ne se soucie d'eux, qu'ils se sentent constamment tristes et de très mauvaise humeur, qu'ils sont incompétents, mauvais et qu'ils ne sont pas aimables.

Les convictions de désespoir et de tristesse écrasante du client interfèrent avec pratiquement toutes les activités quotidiennes. Ils peuvent également penser qu'il n'y a aucun espoir pour moi, que si j'essaie de faire quelque chose dans ma vie, j'échouerai, parce que personne ne peut s'occuper de moi. En conséquence, les clients peuvent avoir recours à des stratégies de compensation, comme éviter les gens, s'enfermer dans leur chambre pendant des jours, s'isoler, éviter les relations intimes, se négliger et négliger leur famille, et parfois même ne pas se conformer à la thérapie médicale et aux médicaments.

Les clients dépressifs sont vulnérables, en particulier aux émotions négatives, et tentent de les refouler. Par exemple, ils se disent : "Si je commence à me sentir triste, je ne pourrai pas contrôler mes sentiments et je finirai par être submergé". En conséquence, même les situations légèrement difficiles seront évitées par le client. Cette situation engendre un sentiment d'inertie, d'impuissance qui conduit souvent à la frustration et à l'ennui, ce qui renforce le sentiment d'échec et conduit à éviter d'adopter des mécanismes d'adaptation plus sains (par exemple, apprendre à résister à la mauvaise humeur, résoudre des problèmes, avoir une attitude positive, s'affirmer, etc.)

Par exemple, un client envisage de prendre son service. Il a une image mentale très nette de son supérieur hiérarchique en train de l'agresser verbalement et le client se dit que ce genre d'abus ne va pas cesser

Je vais sans doute bientôt perdre mon emploi". Ces pensées automatiques sont le catalyseur des émotions négatives et des conséquences comportementales telles que l'évitement du travail, le recours à l'alcool et aux drogues illicites. Le conseiller essaiera d'aider le client à voir les liens entre les pensées automatiques et la façon dont elles influencent les émotions et certains comportements.

Plus tard, le conseiller remettra en question ces pensées d'échec et d'impuissance. Les clients souffrant de dépression ont des croyances négatives sur eux-mêmes et celles-ci influencent finalement leur perception. Ils s'imaginent qu'ils vont échouer, sans essayer de remettre en question ces croyances à leur sujet.En conséquence, un comportement d'évitement se manifeste sous la forme d'un isolement et d'un évitement.Le conseiller offre ici au client la possibilité d'essayer une nouvelle stratégie en discutant avec son responsable.Cependant, en raison de la croyance profonde du client qu'il est un raté, il pense automatiquement : "Je ne pourrai pas parler à mon responsable. Je suis de toute façon un raté". En acceptant ces pensées automatiques et déformées, le client commence à se sentir triste, désespéré et choisit d'éviter la réunion et de rester chez lui.

Le conseiller tente à nouveau de remettre en question les idées du client et de l'aider à réaliser que personne ne peut prédire l'avenir avec certitude. En conséquence, les clients sont aidés à reconsidérer leur perception des pensées automatiques et finissent par se rendre compte que leurs pensées automatiques négatives ne sont pas tout à fait exactes. En outre, les clients seront aidés à tester leur processus de pensée et à le modifier en fonction de la réalité, ce qui leur permettra de se sentir mieux. Les séances ultérieures serviront à aider les clients à utiliser le même processus d'évaluation pour remettre en question leurs croyances fondamentales et leur faire comprendre que ces croyances sont des idées, pas nécessairement des preuves concrètes. En même temps, le conseiller doit être très prudent et ne pas utiliser une "approche de blâme", car certains clients peuvent souffrir de troubles de la personnalité histrionique.

(troubles de conversion) et peuvent donc adopter une position défensive à la moindre suggestion, ce qui peut menacer le processus de conseil.

À un stade ultérieur, le conseiller peut essayer d'explorer les expériences vécues au début de la vie qui sont étroitement liées aux croyances fondamentales du client, à sa mauvaise humeur et à son comportement malsain. Cette exploration permettra aux deux parties de comprendre comment le client en est venu à avoir des idées et des perceptions aussi fixes, fausses et globalement négatives sur lui-même. Le but ultime de la thérapie cognitive est d'aider les clients à se voir de manière plus réaliste, à remettre en question leurs croyances négatives à long terme, à percevoir les situations différemment, à avoir une force émotionnelle, à utiliser des stratégies d'adaptation internes et externes saines apprises au cours des séances de conseil.

Principes de traitement

Selon Beck 1993[1,56] les principes de la thérapie cognitive peuvent s'appliquer à n'importe quel client, y compris ceux qui souffrent de dépression, d'anxiété, de deuil, de toxicomanie, etc.

Il a divisé la thérapie cognitive en huit principes :

1. Conceptualisation cognitive de chaque patient.
2. Formulation d'une alliance thérapeutique solide.
3. La thérapie cognitive doit être orientée vers un objectif. "Qu'aimeriez-vous changer chez vous à la fin de la consultation ?"
4. Le présent est au centre de la thérapie.
5. La thérapie cognitive est soumise à des contraintes de temps (des séances hebdomadaires sont convenues jusqu'à ce que les symptômes s'améliorent de manière significative).

6. Les sessions sont structurées, avec une participation active.
7. Les clients sont aidés à identifier les pensées inadéquates et à y répondre de manière appropriée (discuter de la validité des pensées du patient).
8. La thérapie cognitive comprend l'éducation et la prévention des rechutes.

Conclusion

Au cours de la thérapie cognitive, l'objectif du conseiller est de permettre au client d'être son meilleur "thérapeute cognitif". Cela se fait en permettant au client d'identifier les pensées négatives ou déformées et de réaliser comment les pensées négatives influencent ses émotions (le font se sentir triste), ce qui conduit finalement à un comportement indésirable (repli sur soi, léthargie, sommeil, etc.). Finalement, le client est en mesure de corriger ses pensées déformées, ce qui améliore son humeur et son moral et le conduit à adopter le comportement souhaité (sortir, relever de nouveaux défis, communiquer efficacement, etc.) Au cours des séances de conseil, un plan doit être mis en place pour que les clients continuent à travailler sur leurs objectifs, de préférence avec le soutien de leurs amis et de leur famille, et qu'ils reviennent pour des séances de conseil (porte tournante) chaque fois que nécessaire, en particulier lorsqu'une rechute est imminente.

Planification du traitement

L'une des étapes essentielles de l'accompagnement des clients dépressifs consiste à déterminer s'ils sont prêts à changer. Prochaska et Decremented (1992)[56] décrivent cinq étapes du changement :

1. Le stade de la contemplation (au cours duquel les clients ne sont que peu ou pas du tout préoccupés par leurs problèmes et ne sont guère motivés pour changer),
2. Le stade de la contemplation (le client pense au changement mais n'a pas encore agi),
3. La phase de préparation (le client souhaite apporter des changements mais ne sait pas toujours comment s'y prendre),
4. La phase d'action (le client commence à modifier son comportement),
5. La phase de maintien (le client est suffisamment motivé pour maintenir le changement).

Au cours de la phase de contemplation, les clients se débattent dans l'ambivalence, pesant le pour et le contre de leur comportement actuel. Le conseil cognitif permet au client de s'adapter sainement aux étapes de la préparation, de l'action et du maintien [5758]. Pendant les séances de conseil, le conseiller doit être conscient du fait que les clients ne sont pas passifs dans leur relation avec le conseiller et qu'ils peuvent douter (avoir des idées fausses) des décisions du conseiller ou des chances de succès du conseil lui-même, de sorte que les clients peuvent abandonner prématurément les séances de conseil. Pour éviter qu'un tel incident ne se produise, le conseiller doit être vigilant et évaluer en permanence la solidité de l'alliance thérapeutique. Les clients dépressifs peuvent se désengager pendant les séances de conseil si leurs croyances dysfonctionnelles sur la thérapie apparaissent et persistent, comme par exemple

"Le conseiller peut me demander de faire des choses contre mon gré" (le client peut le percevoir comme une perte d'autonomie) "Accepter d'être conseillé peut me rendre plus faible" (suspicion - collusion)

"Le conseiller peut penser que je suis un raté si je redeviens dépressif" (peur de la rechute)

"Je suis mieux sans thérapie."

En anticipant, en identifiant et en testant ces croyances dysfonctionnelles, le conseiller a plus de chances de réussir à maintenir l'alliance thérapeutique... Dans le cas contraire, les patients risquent d'abandonner prématurément. Une bonne chose. Au cours d'une séance de conseil, le professionnel de santé qui dispense le conseil peut inconsciemment essayer de résoudre tous les problèmes à la fois, en raison de contraintes de temps, d'un manque d'expérience et d'une exposition antérieure à des clients dans des hôpitaux où les médecins sont perçus comme résolvant tous les problèmes à la fois. Cette approche perturbera le client et le submergera, car il est déjà dépassé par sa propre situation.

Suivi des progrès

L'évolution de l'humeur du client est suivie de plusieurs manières, notamment par le biais de l'auto-évaluation obtenue à chaque séance, des commentaires de la famille et des collègues et de l'utilisation d'instruments tels que l'inventaire de dépression de Beck, le questionnaire sur la santé du patient (PHQ-9) et d'autres instruments relatifs à des symptômes particuliers. Le conseiller utilisera l'amélioration des scores pour renforcer les changements positifs que les clients ont apportés à leur cognition et à leur comportement au cours de la séance précédente. En revanche, l'aggravation des scores sera l'occasion de réévaluer les événements récents et les perceptions qui ont conduit à la dégradation de l'humeur et de la qualité de vie du client.

Faire face aux situations à haut risque

Au fur et à mesure que le conseil progresse et que l'alliance thérapeutique prend de l'ampleur, le conseiller et le client doivent être conscients des stimuli d'activation ou des déclencheurs qui rendent la rechute plus probable et doivent disposer d'un plan d'urgence pour faire face à de telles situations. Ces stimuli ou déclencheurs diffèrent d'un client à l'autre. Les stimuli peuvent être internes ou externes. Les stimuli internes peuvent inclure la rumination d'une humeur négative avec des expériences douloureuses dans le passé, l'ennui et la solitude, ou des indices physiques tels que des épisodes douloureux récurrents, un malaise ou de la fatigue. Les indices externes peuvent être un membre de la famille violent, un superviseur cruel au travail, des lieux, des conflits relationnels, etc. On estime qu'au moins 50 % des patients qui se remettent d'un premier épisode de dépression en subiront un ou plusieurs autres au cours de leur vie (American Psychiatric Association, 2000)[59].

La littérature médicale a révélé des résultats contradictoires en ce qui concerne la rechute de la dépression et le sexe, le statut socio-économique, les antécédents familiaux de psychopathologie, la psychopathologie comorbide, la gravité du premier épisode, l'âge d'apparition et le nombre d'épisodes dépressifs[60].

Une étude récente menée par Lacoviello et ses collègues (2006)[60] a évalué la relation entre les cognitions et la récurrence de la dépression. Elle a montré que les participants présentant une vulnérabilité cognitive élevée à la dépression souffraient de taux de rechute de la dépression significativement plus élevés (M= 2,9) au cours des 2,5 années de suivi que les participants présentant une vulnérabilité cognitive faible (M=2,0). De même, Mongrain et Blackburn (2006)[61] ont révélé que les attributions négatives (traits) constituaient un facteur de risque significatif de rechute de la dépression au cours d'un suivi de 16 mois chez des participants précédemment déprimés.

Anxiété et conseils

Les clients souffrant d'un trouble anxieux généralisé (TAG) ont des inquiétudes et une anxiété non ciblées qui ne sont pas causées par ou liées à un événement spécifique récent (American Psychiatric Association 1994)[62]. Les clients souffrant d'un TAG ont des inquiétudes excessives et chroniques avec un sentiment de 'manque de contrôle' comme caractéristique principale[63]. En outre, ils passent le plus clair de leur temps à s'inquiéter, tout en étant conscients que leur inquiétude porte sur des choses mineures[64].

Pour qu'un diagnostic de TAG soit posé, le client doit se plaindre depuis au moins six mois d'au moins trois des six symptômes somatiques suivants :

1. Agitation,
2. Difficultés de concentration
3. Fatigue
4. Irritabilité
5. Troubles du sommeil
6. Tension musculaire

Début

L'âge moyen d'apparition de la maladie peut varier énormément, de neuf ans à 33 ans, selon la littérature médicale[65] .

Causes et facteurs de risque

Selon (Andrews et al., 2003)[64] , il existe peu de preuves sur le développement du TAG, bien que plusieurs théories aient été proposées, notamment celle de Barlow (1988)[65] qui pensait que des vulnérabilités biologiques et psychologiques combinées à des événements négatifs de la vie pouvaient contribuer au développement de l'anxiété.

En outre, (Rapee, 1991)[66] a proposé que les personnes souffrant de TAG aient des styles de traitement de l'information inadaptés détectant plus facilement les informations menaçantes .-6   86r   6 67-68
que les personnes ne souffrant pas de TAG. Un modèle en quatre parties du TAG propose que les patients souffrant de TAG aient certaines croyances sur l'inquiétude, une plus grande intolérance à l'incertitude, un plus grand évitement cognitif et une moins bonne orientation vers les problèmes. D'autre part, (Borkovec, Alcaine, & Behar, 2004)[69] a suggéré que l'inquiétude peut avoir pour but d'éviter des sujets émotionnellement pénibles liés à des traumatismes, des problèmes interpersonnels ou des expériences d'attachement négatives.

Interventions de conseil

Le conseiller peut utiliser diverses approches thérapeutiques lorsqu'il s'occupe de clients souffrant de TAG, telles que la thérapie cognitivo-comportementale (TCC), la thérapie psychanalytique, la thérapie centrée sur le client et la thérapie psychodynamique brève.

Dans la TCC, le conseiller se concentre sur l'évaluation de la menace perçue par le client, par exemple (mon cœur va s'arrêter de battre, je sens que je vais cesser de respirer et suffoquer, ma tension artérielle va continuer à augmenter) et travaille également avec le client pour réduire la tension musculaire grâce à des techniques de relaxation, par exemple en respirant lentement et profondément en s'allongeant dans le lit pendant dix minutes, puis en réalisant que la céphalée de tension a commencé à s'atténuer. L'objectif du conseil

est de libérer le client de la "prison d'anxiété" dans laquelle il s'est enfermé, transformant ainsi une personne passive et inquiète en une personne qui a le sentiment sain de contrôler ses soucis.

Entretien ménager

Lors d'un entretien de conseil, même les conseillers peuvent souffrir d'anxiété lors de leurs premières rencontres avec les clients. Kelly et al. (1989)[70] ont souligné que les conseillers très anxieux étaient moins empathiques et avaient tendance à évaluer leurs séances de conseil moins favorablement que leurs collègues moins anxieux. Il semble approprié que les conseillers fassent un peu de ménage en gérant leurs propres événements stressants, qu'ils soient internes ou externes, avant de s'occuper de leurs clients, qui auront besoin de toute l'aide qu'ils peuvent obtenir de leurs conseillers.

L'une des questions que certains professionnels de la santé peuvent se poser est de savoir si un client doit prendre des médicaments. Traiter les patients anxieux "naturellement" semble être une idée merveilleuse, mais certains clients sont tellement secoués et désespérés que lorsque vous vous asseyez avec eux, vous avez l'impression qu'ils ont été rendus incapables par leur inquiétude et que toute la pièce tremble et que vous commencez à vous sentir anxieux et nerveux en tant que conseiller. Cette approche doit être discutée avec le client pour parvenir à une décision commune, car les clients qui refusent les médicaments refusent souvent de s'engager dans des exercices de respiration diaphragmatique, de relaxation musculaire programmée et de dialogue avec eux-mêmes.

Le refus des clients de prendre des médicaments indique souvent qu'ils ne sont pas encore prêts (étapes du changement) ou qu'ils ne veulent pas affronter leur état. Les clients qui ont cette attitude ont souvent l'impression que l'inquiétude est un contrôleur puissant et qu'un "changement de pouvoir" ou de contrôle ne correspond pas à une pilule ou à des techniques de relaxation musculaire. Une fois que le client a maîtrisé les techniques d'adaptation pendant une période suffisamment longue et qu'il mène une vie stable, les médicaments peuvent être progressivement diminués, sous la supervision du médecin.

Creuser en profondeur

Au fur et à mesure que l'alliance thérapeutique se renforce sur une certaine période, les clients commencent à se détendre. Chez de nombreux clients, l'anxiété cache des problèmes plus profonds. Certains clients ayant suivi avec succès une thérapie pour des attaques de panique reviennent plusieurs années plus tard avec des problèmes connexes. Une fois que leur anxiété s'est apaisée et qu'ils maîtrisent leur situation, ils prennent souvent conscience de quelque chose qui se cache derrière leur anxiété, quelque chose qui l'alimente et l'intensifie.

Le problème est souvent présent au cours de la consultation, mais les clients ne sont pas toujours prêts à l'affronter et à faire quelque chose pour y remédier. Par exemple, les clients peuvent décrire leurs superviseurs comme des personnes qui les soutiennent, les encouragent et les ménagent. Cependant, lorsqu'ils reviennent en consultation, ils révèlent souvent qu'il y a eu des années de cruauté, de dévalorisation et d'injustice. Ce qui était initialement présenté comme une relation idéale est maintenant perçu comme inapproprié, dans le meilleur des cas.

En revanche, un client qui est immobilisé par l'emprise de la panique se sent incompétent et vulnérable face aux problèmes liés à son travail. Un client qui ne peut pas sortir de chez lui sans souffrir d'anxiété aiguë et de crises de panique n'envisagera probablement pas d'affronter son supérieur hiérarchique, même si ce dernier devient cruel et manipulateur. Ce n'est que lorsque les symptômes seront maîtrisés qu'il trouvera la force d'affronter d'autres problèmes dans sa vie. Dans ces cas, les inquiétudes et les crises de panique constituaient un bouclier intérieur qui empêchait l'examen de soi et l'introspection.

Le but ultime du conseil est de permettre au client de découvrir sa force intérieure, de développer des stratégies d'adaptation saines afin de retrouver une vie quotidienne normale avec tous ses défis et ses opportunités. Au cours des séances de conseil, les clients responsabilisés seront encouragés à développer les compétences et les perceptions nécessaires à une vie quotidienne stable et saine.

Anxiété et conseils

Les personnes souffrant d'un trouble anxieux généralisé (TAG) ont des inquiétudes et une anxiété non ciblées qui ne sont pas causées par ou liées à un événement spécifique récent (American Psychiatric Association 1994)[62] . Les clients souffrant de TAG s'inquiètent de manière excessive et chronique, avec un sentiment de " manque de contrôle " comme caractéristique principale[63] . En outre, ils passent la plupart de leur temps à s'inquiéter, tout en étant conscients que leur inquiétude porte sur des choses mineures[64] .

Pour qu'un diagnostic de TAG soit posé, le client doit se plaindre depuis au moins six mois d'au moins trois des six symptômes somatiques suivants :

1. Agitation,
2. Difficultés de concentration
3. Fatigue
4. Irritabilité
5. Troubles du sommeil
6. Tension musculaire

Début

L'âge moyen d'apparition de la maladie peut varier énormément, de neuf ans à 33 ans, selon la littérature médicale[65] .

Causes et facteurs de risque

Selon (Andrews et al., 2003)[64] , il existe peu de preuves sur le développement du TAG, bien que plusieurs théories aient été proposées, notamment celle de Barlow (1988)[65] qui pensait que des vulnérabilités biologiques et psychologiques combinées à des événements négatifs de la vie pouvaient contribuer au développement de l'anxiété.

En outre, (Rapee, 1991)[66] a proposé que les personnes souffrant de TAG aient des styles de traitement de l'information inadaptés, détectant plus facilement les informations menaçantes que les personnes ne souffrant pas de TAG. Un modèle en quatre parties du TAG[67-68] propose que les patients souffrant de TAG aient certaines croyances sur l'inquiétude, une plus grande intolérance à l'incertitude, un plus grand évitement cognitif et une moins bonne orientation vers les problèmes. D'autre part, (Borkovec, Alcaine, & Behar, 2004)[69] suggère que l'inquiétude peut avoir pour but d'éviter des sujets émotionnellement pénibles liés à des traumatismes, des problèmes interpersonnels ou des expériences d'attachement négatives.

Interventions de conseil

Le conseiller peut utiliser diverses approches thérapeutiques lorsqu'il s'occupe de clients souffrant de TAG, telles que la thérapie cognitivo-comportementale (TCC), la thérapie psychanalytique, la thérapie centrée sur le client et la thérapie psychodynamique brève.

Dans le cadre de la TCC, le conseiller se concentre sur l'évaluation de la menace perçue par le client, par exemple (mon cœur va s'arrêter de battre, je sens que je vais cesser de respirer et suffoquer, ma tension artérielle va continuer à augmenter), et travaille également avec le client pour réduire la tension musculaire grâce à des techniques de relaxation, par exemple en respirant lentement et profondément en s'allongeant dans le lit pendant dix minutes, puis en réalisant que la céphalée de tension a commencé à s'atténuer. L'objectif du conseil est de libérer le client de la "prison d'anxiété" dans laquelle il s'est enfermé, transformant ainsi une personne passive et inquiète en une personne qui a le sentiment sain de contrôler ses soucis.

Entretien ménager

Lors d'un entretien de conseil, même les conseillers peuvent souffrir d'anxiété lors de leurs premières rencontres avec les clients. Kelly et al. (1989)[70] ont souligné que les conseillers très anxieux étaient moins empathiques et avaient tendance à évaluer leurs séances de conseil moins favorablement que leurs collègues moins anxieux. Il semble approprié que les conseillers fassent un peu de ménage en gérant leurs propres événements stressants, qu'ils soient internes ou externes, avant de s'occuper de leurs clients, qui auront besoin de toute l'aide qu'ils peuvent obtenir de leurs conseillers.

L'une des questions que certains professionnels de la santé peuvent se poser est de savoir si un client doit prendre des médicaments. Traiter les patients anxieux "naturellement" semble être une idée merveilleuse, mais certains clients sont tellement secoués et désespérés que lorsque vous vous asseyez avec eux, vous avez l'impression qu'ils ont été rendus incapables par leur inquiétude et que toute la pièce tremble et que vous commencez à vous sentir anxieux et nerveux en tant que conseiller. Cette approche doit être discutée avec le client pour parvenir à une décision commune, car les clients qui refusent les médicaments refusent souvent de s'engager dans des exercices de respiration diaphragmatique, de relaxation musculaire programmée et de dialogue avec eux-mêmes.

Le refus des clients de prendre des médicaments indique souvent qu'ils ne sont pas encore prêts (étapes du changement) ou qu'ils ne veulent pas affronter leur état. Les clients qui ont cette attitude ont souvent l'impression que l'inquiétude est un contrôleur puissant et qu'un "changement de pouvoir" ou de contrôle ne correspond pas à une pilule ou à des techniques de relaxation musculaire. Une fois que le client a maîtrisé les techniques d'adaptation pendant une période suffisamment longue et qu'il mène une vie stable, les médicaments peuvent être progressivement diminués, sous la supervision du médecin.

Creuser en profondeur

Au fur et à mesure que l'alliance thérapeutique se renforce sur une certaine période, les clients commencent à se détendre. Chez de nombreux clients, l'anxiété cache des problèmes plus profonds. Certains clients ayant suivi avec succès une thérapie pour des attaques de panique reviennent plusieurs années plus tard avec des problèmes connexes.

Une fois que leur anxiété s'est apaisée et qu'ils maîtrisent leur situation, ils prennent souvent conscience de quelque chose qui se cache derrière leur anxiété, quelque chose qui l'alimente et l'intensifie.

Le problème est souvent présent au cours de la consultation, mais les clients ne sont pas toujours prêts à l'affronter et à faire quelque chose pour y remédier. Par exemple, les clients peuvent décrire leurs superviseurs comme des personnes qui les soutiennent, les encouragent et les ménagent. Cependant, lorsqu'ils reviennent en consultation, ils révèlent souvent qu'il y a eu des années de cruauté, de dévalorisation et d'injustice. Ce qui était initialement présenté comme une relation idéale est maintenant perçu comme inapproprié, dans le meilleur des cas.

En revanche, un client qui est immobilisé par l'emprise de la panique se sent incompétent et vulnérable face aux problèmes liés à son travail. Un client qui ne peut pas sortir de chez lui sans souffrir d'anxiété aiguë et de crises de panique n'envisagera probablement pas d'affronter son supérieur hiérarchique, même si ce dernier devient cruel et manipulateur. Ce n'est que lorsque les symptômes seront maîtrisés qu'il trouvera la force d'affronter d'autres problèmes dans sa vie. Dans ces cas, les inquiétudes et les crises de panique constituaient un bouclier intérieur qui empêchait l'examen de soi et l'introspection.

Le but ultime du conseil est de permettre au client de découvrir sa force intérieure, de développer des stratégies d'adaptation saines afin de retrouver une vie quotidienne normale avec tous ses défis et ses opportunités. Au cours des séances de conseil, les clients responsabilisés seront encouragés à développer les compétences et les perceptions nécessaires à une vie quotidienne stable et saine.

Psychosomatisation (trouble somatoforme)

Conseiller des clients souffrant de somatisation psychique ou de troubles somatoformes constitue non seulement un défi pour le professionnel de la santé, mais ce défi peut parfois se transformer en dilemme. Les clients qui cherchent de l'aide se présentent avec une multitude de plaintes qui ressemblent à celles provenant de causes organiques, mais en même temps aucune cause organique n'a pu être trouvée après des investigations approfondies. Prenons l'exemple concret d'un client atteint de SD, fumeur avéré depuis trente ans, qui consulte son médecin depuis de nombreuses années pour des douleurs abdominales soulagées uniquement par des injections d'analgésiques qu'il réclame chaque fois qu'il se présente chez son médecin parce qu'elles lui procurent un soulagement instantané. Ce genre de scénario, bien que catastrophique, peut arriver à n'importe quel médecin traitant ; il faut donc toujours tester et retester ses hypothèses lorsqu'un client se présente avec des douleurs corporelles, sinon cette triste histoire se répétera encore et encore.

On estime que le SD concerne environ 10 % de la population générale et que les patients consultent leur médecin à plusieurs reprises sans trouver de cause organique à leurs plaintes.[1] . Ces patients sont caractérisés par une qualité de vie réduite, une incapacité fonctionnelle et une forte utilisation des services de santé[3] Bien que les troubles du développement soient considérés comme des signes de suppression des émotions, des perceptions et des schémas de pensée, des études récentes ont indiqué qu'ils ont une incidence psychique sur la santé des patients. Des études récentes ont indiqué qu'ils ont une base psychophysiologique et immunologique. [4-5]

Un chevauchement entre le SD et d'autres entités peut se produire et assombrir le tableau, notamment les effets secondaires des médicaments, les symptômes abdominaux dus à des adhérences après une chirurgie abdominale, les syndromes médicaux fonctionnels, le syndrome du côlon irritable, la fatigue chronique et la fibromyalgie[5] . Les troubles psychiatriques peuvent également se chevaucher avec le SD, notamment l'anxiété, la dépression et l'hypocondrie. Jusqu'à 50 % des patients présentant des symptômes médicaux inexpliqués présentent des critères suffisants pour un diagnostic d'anxiété ou de trouble de l'humeur.[7] Comme pour la plupart des troubles psychiatriques, il n'est pas possible de déterminer avec certitude une cause unique pour le SD. Ce trouble est le résultat de l'interaction entre une susceptibilité génétique, des événements stressants de la vie et un comportement d'apprentissage précoce dans la vie de l'individu.

Selon la théorie de l'apprentissage, le comportement est appris par l'expérience. Les comportements humains qui sont approuvés ou récompensés sont encouragés et renforcés, tandis que ceux qui ne sont pas récompensés sont inhibés. Par conséquent, la somatisation peut être considérée comme un moyen défectueux d'acquérir des besoins sociaux qui se substitue aux déficits des compétences comportementales flexibles d'un client[8-9] . Un enfant témoin d'un parent malade peut apprendre le comportement de la maladie lorsqu'il est plus âgé. En outre, plusieurs études ont indiqué une forte corrélation entre le SD et l'appartenance ethnique[10-11] , un statut socio-économique faible avec un niveau d'éducation moindre[12] , le sexe féminin[13-14] , des investigations excessives de la part des médecins et des troubles de la personnalité ou des traits de caractère, notamment histrionique, passif-dépendant et sensible-agressif. [15-16]

Stratégies nécessaires pour traiter les clients souffrant de troubles de la somatisation

Avant de considérer qu'un client est atteint de SD, l'agent de santé traitant doit

1. Prendre connaissance des antécédents médicaux et chirurgicaux, des antécédents familiaux (sociaux), des drogues, des médicaments, des allergies et des antécédents psychologiques.
2. Le conseiller doit faire le ménage, c'est-à-dire s'assurer qu'il dispose de tous les dossiers, des enquêtes antérieures le cas échéant, des médicaments, etc.
3. Résister à toute demande du client d'obtenir un deuxième avis ou de procéder à des investigations.
4. Conseiller le client sur l'importance de se présenter à l'heure, d'éviter les visites chez le médecin et au service des urgences, car cela ne ferait qu'accroître ses inquiétudes.
5. Ne banalisez pas les plaintes du client et ne les qualifiez pas d'imaginaires.
6. Un exemple utile pourrait être le suivant : lorsqu'une personne est confrontée à un danger ou à une menace imminente (une personne pointant une arme, une bête sauvage, etc.), elle a des palpitations, des sueurs, la bouche sèche, des vertiges et des difficultés à respirer. Tous ces signes et symptômes sont dus à l'hyperstimulation du système nerveux autonome, une réaction de protection face à un danger imminent. Vous n'imaginez donc pas vos symptômes et ils ne sont pas faux. Ils sont bien réels, mais ils sont liés à un déclencheur émotionnel et psychologique. En d'autres termes, ils sont liés à des événements stressants de la vie.
7. Explorer les idées, les préoccupations et les attentes du patient par rapport à ses symptômes. Le cas échéant, faire le lien entre les symptômes et les événements stressants de la vie.
8. Découvrir et limiter les renforcements secondaires.
9. Soyez vigilant quant à la possibilité de troubles médicaux et psychiatriques associés et prenez-les en charge de manière appropriée.
10. Soyez attentif à la dynamique familiale et aux problèmes liés au travail et réexaminez la situation à chaque visite, au cas où le client serait réticent à dire la vérité ou à faire face à la situation réelle, ou encore trop préoccupé par ses plaintes physiques et ayant décidé de "verrouiller" ses vrais problèmes pour un moment approprié.

Thérapie cognitivo-comportementale

a) Convenir avec le client d'un contrat de consultation (durée, heure, date, fréquence et nombre de séances), afin d'éviter que le client ne devienne dépendant.
b) Fixer d'un commun accord des objectifs réalistes et flexibles à court et à long terme. Révisez-les régulièrement.
c) Renforcer l'idée que nous essayons de traiter les symptômes et non la maladie et proposer des moyens pratiques de traiter les symptômes.
d) Veillez à ce que le client tienne un journal quotidien dans lequel il note ses symptômes et ce qui les a déclenchés (idée, événement, aliment, médicaments, etc.), ce qu'il a ressenti pendant le symptôme et les mesures qu'il a prises. Ces expériences doivent être revues régulièrement.
e) Entre-temps, des mécanismes d'adaptation sains doivent être convenus mutuellement, notamment l'exercice physique, la méditation, les prières, les activités sociales et récréatives, les exercices de respiration, les voyages de courte durée, les groupes de soutien et les activités professionnelles.

Pharmacothérapie

a) Ne pas prescrire de benzodiazépines car elles entraînent une dépendance.
b) Essayez d'éviter ou de minimiser les médicaments nécessaires, car ils risquent de renforcer le rôle de la maladie.
c) Prescrire des antidépresseurs de manière appropriée.

De nombreux antidépresseurs sont utilisés en toute sécurité et à grande échelle dans le monde entier, notamment la paroxétine, un inhibiteur sélectif de la recapture de la sérotonine, qui s'est avéré être une option thérapeutique efficace dans les troubles de la somatisation[17] , en particulier en présence de symptômes dysphoriques. Entre-temps, le médecin prescripteur doit être conscient que ces antidépresseurs ont des effets secondaires minimes qui peuvent être similaires à ceux dont se plaint le patient. Le médecin traitant doit donc informer et rassurer le patient sur ces effets secondaires, en lui expliquant qu'ils ne sont pas nocifs et qu'ils ne dureront qu'un temps relativement court, faute de quoi le patient, qui a tendance à somatiser, risque d'accroître la sensibilité et la probabilité des effets secondaires et, par conséquent, d'abandonner complètement les médicaments. Une stratégie utile consiste à commencer par une dose minimale et à l'augmenter progressivement pour minimiser cette tendance.

Conclusion

Bien que le SD soit une affection psychiatrique, les patients refusent de consulter des psychiatres, des médecins de famille ou des conseillers, et ils finissent par s'adresser à des médecins de soins secondaires et tertiaires qui n'ont que peu ou pas de formation sur la psychopathologie et le traitement du SD. Les médecins de famille doivent être formés à la prise en charge de ces cas, car la plupart des patients atteints de SD consultent un médecin de famille avant d'entamer un parcours interminable d'investigations approfondies et d'hospitalisations.

Références

[1]   Stroebe, M. S., &Schut, H. A. W. (1999). *The Dual Process Model Of Coping With Bereavement : Rationale And Description*. Death Studies, 23, 197-224.

[2]   Shuchter, S. et Zisook, S. (1993). *The Course Of Normal Grief. In M. Stroebe, W. Stroebe, &R. O. Hansson (Eds.), Handbook Of Bereavement : Consequences, Coping, And Care.* New York : Cambridge University Press. pp. 23-43

[3]   Stroebe, W. et Stroebe, M. S. (1987). *Bereavement And Health : The Psychological And Physical Consequences OfPartner Loss*. Cambridge, England : Cambridge, Angleterre : Cambridge University Press.

[4]   Nelson, E. et Dannefer, D. (1992). *Aged Heterogeneity : Fact or Fiction ? The Fate Of Diversity In Gerontological Research*. Gerontologist, 32, 17-23.

[5]   Murrell, S. A., Himmelfarb, S. et Phifer, J. F. (1988). *Effects Of Bereavement/Loss And Preevent Status On Subsequent Physical Health In Older Adults*. International Journal of Aging and Human Development, 27, 89-107.

[6]   Forum fédéral interagences sur les statistiques liées au vieillissement. (2004). *Les Américains âgés 2004 : Key Indicators OfWell-Being*. Washington, DC : U.S. Government Printing Office.

[7]   Blazer, D. (2002). *DepressionIn Late Life (3e édition)*. New York : Springer.

[8]
    Blazer, D. G. (2003). *Depression In Late Life : Review And Commentary*. Journal of Gerontology : Medical Sciences, 58A(3), 249-265...

[9]   Szanto, K., Gildengers, A., Mulsant, B. H., Brown, G., Alexopoulos, G. S., & Reynolds, C. F., III. (2002). *Identification Of Suicidal Ideation And Prevention Of Suicidal Behavior In The Elderly (Identification des idées suicidaires et prévention des comportements suicidaires chez les personnes âgées)*. Drugs and Aging, 19, 11-24.

[10]   Robinson-Whelen, S., Tata, Y., &MacCallum, R. (2001). *Long-Term Caregiving : What Happens When It Ends ?* Journal of Abnormal Psychology, 110, 573-584.

[11]   Ferrario, S. R., Cardillo, V., Vicario, F., Balzarini, E. et Zotti, A. M. (2004). *Advanced Cancer At Home : Caregiving And Bereavement*. Palliative Medicine, 18, 129-136.

[12]   Worden J. (1991).*Grief Counselling And Grief Therapy*. Londres : Tavistock,.

[13]   CARE, P. (2003). *Grief And Bereavement*. The Medical Journal of Australia, 179(6), 6-7

[14]   Spijker J, Graaf R, Bijl RV, Beekman AT, Ormel J, Nolen WA. (2004). *Functional Disability And Depression In The General Population*. Results from the Netherlands Mental Health Survey and Incidence Study (NEMESIS) Acta Psychiatry.Scand. 2004;110:208- 214. (PubMed)Psychiatry. 2004;184:386-392.

[15]   Ustun TB, Ayuso-Mateos JL, Chatterji S, Mathers C, Murray CJ. *Global Burden Of Depressive Disorders In The Year 2000 (Charge mondiale des troubles dépressifs en l'an 2000)*. Br. J. 115

[16]   Murray CJ, Lopez AD.(1996).*Evidence-Based Health Policy-Lessons From The Global Burden Of Disease Study*. Science. 274:740-743.

[17]   Murray CJL, Lopez AD, éditeurs. (1996) *La charge mondiale de morbidité : A Comprehensive Assessment of Mortality And Disability From Diseases, Injuries, And Risk Factors in 1990 And Projected To 2020*. Cambridge, MA : Harvard University Press ;. L'étude la plus complète jamais réalisée sur la charge de morbidité comparée. On estime que la dépression majeure est l'un des troubles les plus lourds au monde.

[18]   Hardeveld F, Spijker J, De Graaf R, Nolen WA, Beekman AT. (2010) *Prévalence et facteurs prédictifs de la récurrence du trouble dépressif majeur dans la population adulte*. ActaPsychiatr. Scand. 122:184-191.

[19]   Torpey DC, Klein DN. (2008). *Chronic Depression : Mise à jour de la classification et du traitement. Curr*. Psychiatry Rep. 10:458-464

[20]   Butterworth P, Rodgers B. (2008). Mental health problems and marital disruption : is it the combination of husbands and wives' mental health problems that predicts later divorce ? Soc. Psychiatry Psychiatr. Epidemiol. 43:758-763.

[21]   Weissman MM, Bland RC, Canino GJ, Faravelli C, Greenwald S, et al (1996). *Cross-National Epidemiology OfMajor Depression And Bipolar Disorder*. JAMA. 1996;276:293-299.

[22]   Carney RM, Freedland KE, Miller GE, Jaffe AS. (2002). *DepressionAs A Risk Factor For Cardiac Mortality And Morbidity : A Review Of Potential Mechanisms* .J. Psychosom. Res. 53:897

[23]   Kessler RC, Birnbaum HG, Shahly V, Bromet E, Hwang I, et al (2010).*Age Differences In The Prevalence And Co-Morbidity Of DSM-IV Major Depressive Episodes : Results From The WHO World Mental Health Survey Initiative*. Depress. Anxiety.27:351-364.

[24]   Porche MV, Fortuna LR, Lin J, Alegria M. (2011). *Childhood Trauma And Psychiatric Disorders As Correlates Of School Dropout In A National Sample Of Young Adults*. Child Dev. 82:982-998.

[25]   Vaughn MG, Wexler J, Beaver KM, Perron BE, Roberts G, Fu Q. (2011). *Psychiatric Correlates Of Behavioral Indicators Of School Disengagement In The United States (Corrélats psychiatriques des indicateurs comportementaux du désengagement scolaire aux États-Unis)*. Psychiatr. Q. 82:191-206

[26]   i   nllii>- ,   f-. r x r   r-"   liz/'.la *.
     Woodward LJ, Fergusson DM. (2001). *Life Course Outcomes of Young People With Anxiety Disorders In Adolescence*. J. Am. Acad. Child Adolesc. Psychiatry. 40:1086-1093

[27] Whisman MA. Marital dissatisfaction and psychiatric disorders : results from the National Comorbidity Survey. J. Abnorm. Psychol. 1999 ; 108:701-70615. Breslau J, Miller E, Joanie Chung WJ, Schweitzer JB. Childhood and adolescent onset psychiatric disorders, substance use, and failure to graduate high school on time. J. Psychiatry. Res. 2011;45:295-301.

[28] Wilson S, Durbin CE. (2010). *Effects Of Paternal Depression On Fathers' Parenting Behaviours : A Meta-AnalyticReview.* Clin. Psychol. Rev. 30:167-180.

[29] Kessler, R. C. et Bromet, E. J. (2013). *The Epidemiology Of Depression Across Cultures.* Annual Review of Public Health, 34, 119-138. http://doi.org/10.1146/annurev- publhealth-031912-114409

[30] Carnethon MR, Kinder LS, Fair JM, Stafford RS, Fortmann SP.(2003).*Symptômes de dépression comme facteur de risque pour le diabète : Findings From The National Health And Nutrition Examination Epidemiologic Follow-Up Study, 1971-1992.* Am. J. Epidemiol. 158:416-423.

[31] Ohira T, Iso H, Satoh S, Sankai T, Tanigawa T, et al. (2001). *Prospective Study OfDepressive Symptoms AndRisk OfStroke Among Japanese.* Stroke. 32:903-908

[32] ı   i <- " /■   i/r. -"   A n I I ı/i/ il -i- . I frxnnm r̃̃.
Scherrer JF, Virgo KS, Zenngue A, Bucholz KK, Jacob T, et al.n(2009). La dépression augmente le risque d'infarctus du myocarde chez les patients de la Veterans Administration atteints de polyarthrite rhumatoïde. Gen. Hosp. Psychiatry. 2009 ; 31:353-359.

[33] Gross AL, Gallo JJ, Eaton WW. *DepressionAnd Cancer Risk : 24 Years Of Follow-Up Of The Baltimore Epidemiologic Catchment Area Sample* .Cancer Causes Control. 2010 ; 21:191199. 17. Bromet EJ, Gluzman SF, Paniotto VI, Webb CP, Tintle NL, et al. Epidemiology of psychiatric and alcohol disorders in Ukraine : findings from the Ukraine World Mental Health survey. Soc. Psychiatry Psychiatr. Epidemiol. 2005 ; 40:681-690.

[34] Davis L, Uezato A, Newell JM, Frazier E. (2008) *Major Depression And Comorbid Substance Use Disorders.* Curr. Opin. Psychiatry. 21:14-18.

[35] Schlenk EA, Dunbar-Jacob J, Engberg S. *Medication Non-Adherence Among OlderAdults : A Review Of Strategies And Interventions For Improvement.* J. Gerontol. Nurs. 2004 ; 30:3343. (PubMed18. Buist-Bouwman MA, de Graaf R, Vollebergh WAM, Ormel J. Comorbidity of physical and mental disorders and the effect on work-loss days. ActaPsychiatr. Scand. 2005 ; 111:436-443.

[36] Cizza G.(2011).*Major Depressive Disorder Is A Risk Factor For Low Bone Mass, Central Obesity, And Other Medical Conditions.* Dialogues Clin. Neurosci ; 13:73-87.

[37] Carnethon MR, Kinder LS, Fair JM, Stafford RS, Fortmann SP. (2003) *Symptômes de dépression comme facteur de risque pour le diabète : Findings From The National Health And Nutrition Examination Epidemiologic Follow-Up Study, 1971-1992.* Am. J. Epidemiol. 158:416-423. (PubMed)

[38] Breitbart W, Rosenfeld B, Pessin H, Kaim M, Funesti-Esch J, et al. (2000). *Depression, Hopelessness, And Desire For Hastened Death In Terminally Ill Patients With Cancer.* JAMA. 2000;284:2907-2911

[39] Cluley S, Cochrane GM.(2001).*Psychological Disorder In Asthma Is Associated With Poor Control And Poor Adherence To InhaledSteroids.* Respir. Med.95:37-39.

[40] Ziegelstein RC, Fauerbach JA, Stevens SS, Romanelli J, Richter DP, Bush DE (2000). *Patients With Depression Are Less Likely To Follow Recommendations To Reduce Cardiac Risk During Recovery From A Myocardial Infarction.* Arch. Intern. Med.160:1818-1823.

[41] Nemeroff CB, Musselman DL, Evans DL. (1998). *DepressionAnd Cardiac Disease.* Depress. Anxiety.8(Suppl 1):71-79.

[42] Ortega AN, Feldman JM, Canino G, Steinman K, Alegria M. (2004). *Co-Occurrence Of MentalAnd Physical Illness In US Latinos. Soc*. Psychiatry Psychiatr. Epidemiol. 41:927-934.

[43] Wells KB, Golding JM, Burnam MA (1989). *Chronic Medical Conditions In A Sample Of The General Population With Anxiety, Affective, And Substance Use Disorders*. Am. J. Psychiatry. 146:1440-1446.

[44] Carnethon MR, Kinder LS, Fair JM, Stafford RS, Fortmann SP. (2003) *Symptômes de dépression comme facteur de risque pour le diabète : Findings From The National Health And Nutrition Examination Epidemiologic Follow-Up Study, 1971-1992*. Am. J. Epidemiol. 158:416-423

[45] Ohira T, Iso H, Satoh S, Sankai T, Tanigawa T, et al. (2001).*Prospective Study Of Depressive Symptoms And Risk OfStroke Among Japanese*. Stroke. 32:903-908

[46] Scherrer JF, Virgo KS, Zeringue A, Bucholz KK, Jacob T, et al (2009). *Depressionincreases Risk Of incident Myocardial infarction Among Veterans Administration Patients With Rheumatoid Arthritis*. Gen. Hosp. Psychiatry. 31:353-359.

[47] Gross AL, Gallo JJ, Eaton WW. (2010).*DepressionAnd Cancer Risk : 24 Years OfFollow-Up Of The Baltimore Epidemiologic Catchment Area Sample*. Cancer Causes Control. 21:191-199.

[48] Ohira T, Iso H, Satoh S, Sankai T, Tanigawa T, et al (2001). *Prospective Study Of Depressive Symptoms And Risk OfStroke Among Japanese*. Stroke. 32:903-908

[49] Schlenk EA, Dunbar-Jacob J, Engberg S. (2004). *Non-observance des médicaments chez les personnes âgées : A Review Of Strategies And interventions For improvement*. J. Gerontol. Nurs. 30:3343.

[50] Ziegelstein RC, Fauerbach JA, Stevens SS, Romanelli J, Richter DP, Bush DE (2000). *Patients With Depression Are Less Likely To Follow Recommendations To Reduce Cardiac Risk During Recovery From A Myocardial infarction*. Arch. Intern. Med. 2000 ; 160:1818-1823.

[51] Kiecolt-Glaser JK, Glaser R. (2002). *DepressionAnd immune Function : Central Pathways To Morbidity And Mortality*. J. Psychosom. Res. 53:873-876.

[52] Breitbart W, Rosenfeld B, Pessin H, Kaim M, Funesti-Esch J, et al (2000).*Depression, Hopelessness, And Desire For Hastened Death in Terminally ill Patients With Cancer*. JAMA. 284:2907-2911.

[53] Cluley S, Cochrane GM. (2001). *Les troubles psychologiques dans l'asthme sont associés à un mauvais contrôle et à une mauvaise observance des stéroïdes inhalés*. Respir. Med. 95:37-39.

[54] Wells KB, Golding JM, Burnam MA (1989). *Chronic Medical Conditions in A Sample Of The General Population With Anxiety, Affective, And Substance Use Disorders*. Am. J. Psychiatry. 146:1440-1446.

[55] Martin, A., Rief, W., Klaiberg, A. et Braehler, E. (2006). *Validity Of The Brief Patient Health Questionnaire Mood Scale (PHQ-9) in The General Population*. General hospital psychiatry, 28(1), 71-77.

[56] Beck, A. T. (1993). *Cognitive Therapy : Past, Present, And Future*.Journal of consulting and clinical psychology, 61(2), 194.

[57]Prochaska JO, DiClemente CC, Norcross JC. (1992). *In Search Of How People Change (À la recherche de la façon dont les gens changent)*. Am Psychol. 47:1102-4.

[58] Miller WR, Rollnick S. (1991). *Motivational Interviewing : Preparing People To Change Addictive Behavior*. New York : Guilford,

[59] Association psychiatrique américaine. Manuel diagnostique et statistique des troubles mentaux. Text Revision - Fourth. Washington, D.C. : Association psychiatrique américaine ; 2000.

[60] Burcusa, S. L., &Iacono, W. G. (2007). *Risk For Recurrence In Depression*. Clinical (60):Burcusa, S. L., &Iacono, W. G. (2007). Risk for Recurrence in Depression. Clinical Psychology Review, 27(8), 959-985. http://doi.org/10.1016Zi.cpr.2007.02.005

[61] Iacoviello BM, Alloy LB, Abramson LY, Whitehouse WG, Hogan ME. (2006). *The Course Of Depression In Individuals At High And Low Cognitive Risk For Depression : A Prospective Study*. Journal of Affective Disorders. 93:61-69.

[62] Mongrain M, Blackburn S. (2006). *Cognitive Vulnerability, Lifetime Risk, And The Recurrence Of Major Depression In Graduate Students (Vulnérabilité cognitive, risque à vie et récurrence de la dépression majeure chez les étudiants diplômés)*. Cognitive Therapy and Research. 29(6):747-768

[63] Association psychiatrique américaine (1994). *Manuel diagnostique et statistique des troubles mentaux (4e édition)*. Washington DC : Auteur. Manuel diagnostique et statistique des troubles mentaux (4e éd.). Washington DC : Auteur.

[64] Nutt, D., de Miguel, B. G. et Davies, S. J. C. (2008). *Phenomenology Of Anxiety Disorders*. In R. J. Blanchard, D. C. Blanchard, G. Griebel, & D. Nutt (Eds.). Handbook of Anxiety and Fear, Vol. 17 (pp. 365-393). Oxford : Elsevier.

[65] Andrews, G., Creamer, M., Crino, R., Hunt, C., Lampe, L. et Page, A. (2003). *The Treatment Of AnxietyDisorders. Clinical Guides And PatientManuals*. Cambridge : University Press.

[66] Barlow, D. H. (1988). *Anxiety And Its Disorders : The Nature And Treatment Of Anxiety And Panic*. New York : Guilford.

[67] Rapee, R. M. (1991). *Generalized Anxiety Disorder : A Review Of Clinical Features And Theoretical Concepts*. Clinical Psychology Review, 11, 419-440.

[68] Ladouceur, R., Blaise, F., Freestone, M H., &Dugas, M. J. (1998). *Problem Solving And Problem Orientation In Generalized Anxiety Disorder*. Journal of Anxiety Disorder, 12, 139-152.

[9] Dugas, M. J., Gagnon, F., Ladouceur, R. et Freeston, M. H. (1998). *Generalized Anxiety Disorder : A Preliminary Test Of A Conceptual Model*. Behaviour Research and Therapy, 36, 215-226.

[70] Borkovec, T. D., Alkaline, O. M., & Behar, E. (2004). *Avoidance Theory Of Worry And GeneralizedAnxietyDisorder*. In R. G. Heimberg, C. LTurk, & C. S. Mennin (Eds.), generalized anxiety disorder : Advances in research and practice (pp. 77-108). New York : Guilford.

[71] Kelly, K. R., Smith Hall. A... & Miller, K. L. (1989). *Relation Of Counsellor Intention And Anxiety To Brief Counselling Outcome*. Journal of Counselling Psychology, 36, 158-162.

CHAPITRE 11

- **Thérapie familiale**
- **Maltraitance des enfants**
- **Femmes battues**
- **Désaccords conjugaux**

Thérapie familiale

La famille est essentiellement l'unité sociale la plus élémentaire et le microcosme d'un individu. La thérapie familiale est une approche psychothérapeutique bien établie et fondée sur des preuves, qui s'intéresse principalement au système familial en tant qu'unité sociale, par rapport à d'autres approches psychothérapeutiques qui se concentrent sur l'individu. La thérapie familiale aborde les problèmes des personnes dans le contexte de leurs relations avec les personnes importantes de leur vie et de leurs réseaux sociaux. La thérapie familiale aide les personnes en relation étroite à s'entraider. Permettre aux membres d'une famille d'utiliser plus efficacement leurs moyens dans un esprit de soutien peut s'avérer vital pour les aider à gérer des événements stressants de la vie tels qu'une maladie grave ou le décès d'un membre de la famille.

La thérapie familiale aide les membres d'une famille qui se soucient les uns des autres à exprimer des pensées et des émotions difficiles dans un environnement sûr, sous la supervision d'un thérapeute, à comprendre le point de vue de l'autre, à apprécier les besoins de l'autre et à modifier leurs relations et leur vie. La thérapie familiale peut s'avérer utile, car elle permet de réfléchir aux difficultés rencontrées dans leurs relations et de trouver des solutions pour aller de l'avant.

Traditionnellement, la thérapie familiale se concentre sur la communication entre les membres de la famille, la valeur des relations familiales, les différents aspects du développement et du fonctionnement de la famille. Toutefois, la thérapie familiale repose sur des hypothèses systémiques qui soulignent le rôle de systèmes plus larges, tels que la communauté, la société et la culture auxquelles la famille appartient.

Toute personne souffrant d'une maladie qui interfère avec sa vie et celle des membres de sa famille peut bénéficier d'une thérapie familiale. En général, plus la famille fonctionne bien, moins la personne souffrant d'un problème de santé est stressée.

La thérapie familiale a été utilisée avec succès pour traiter de nombreux types de familles dans de nombreuses situations différentes, notamment

- Problèmes de santé, en particulier les maladies physiques chroniques
- Problèmes psychosomatiques
- Santé mentale des enfants et des adolescents
- Santé mentale des adultes
- Difficultés psychosexuelles
- Alcoolisme et autres toxicomanies
- Problèmes conjugaux, y compris les questions de séparation et de divorce

66

- Accueil familial, adoption et questions connexes
- Questions relatives au cycle de vie de la famille et aux étapes transitoires de la vie
- Promouvoir les compétences parentales et le fonctionnement de la famille
- Problèmes liés à l'école
- Les enfants ou les adolescents ont des difficultés à s'entendre entre eux.
- Problèmes liés au travail
  - Expériences traumatiques, perte et deuil
  - Perturbation de la vie familiale due à des conflits sociaux, politiques et religieux

La thérapie familiale peut également être utile avant que les problèmes ne commencent. Certaines familles ont recours à ce type de thérapie lorsqu'elles anticipent un changement majeur dans leur vie. Par exemple, un homme et une femme qui ont tous deux des enfants issus de mariages antérieurs peuvent suivre une thérapie familiale lorsqu'ils se marient, afin d'aider tous les membres de la famille à apprendre à vivre ensemble.

Il y a eu une augmentation constante du nombre d'études fournissant une base factuelle solide pour la thérapie familiale dans différentes situations. La recherche montre que la thérapie familiale est utile pour les enfants, les jeunes et les adultes confrontés à un large éventail de difficultés et d'expériences. Il existe des preuves de l'efficacité et de l'efficience de diverses interventions familiales. Plusieurs études suggèrent également que la thérapie familiale n'est pas plus coûteuse, et qu'elle est même parfois nettement moins coûteuse que d'autres traitements qui n'incluent généralement pas la famille. Certains résultats de recherche montrent que l'inclusion d'une thérapie familiale dans le traitement réduit de manière significative les coûts des soins de santé fournis et le coût d'autres traitements. De nombreuses études démontrent l'efficacité de la thérapie familiale dans le traitement des troubles alimentaires, des problèmes de conduite, de la dépression, des dépendances, de la schizophrénie et d'autres problèmes de l'enfance ou de l'adolescence.

Résumé

La thérapie familiale est une approche psychothérapeutique unique qui se concentre principalement sur la famille et les autres relations d'un individu. Il s'agit d'une approche bien documentée, dont l'efficacité a été largement démontrée dans un grand nombre de cas spécifiques. Le travail axé sur la famille est un moyen important de prévenir divers problèmes susceptibles de devenir un fardeau sérieux pour la société en général. Il est considéré comme une approche très efficace dans la prévention et le traitement de divers problèmes émotionnels et comportementaux dans l'enfance et l'adolescence. Il peut aider les membres de la famille à utiliser leurs propres ressources pour se soutenir mutuellement dans diverses situations stressantes, y compris les maladies mentales et physiques.

Les thérapeutes familiaux et les consultants systémiques correctement formés peuvent utiliser leurs compétences dans des contextes variés tels que les organisations et les institutions, où ils peuvent favoriser le travail d'équipe et la résolution de problèmes. Ils peuvent également participer à la résolution des conflits et aux processus de négociation dans les crises sociales et politiques. Une perspective systémique au sens large peut contribuer à renforcer la solidarité, la tolérance, la confiance et la collaboration, pierres angulaires d'une société saine.

Abus sexuels dans l'enfance

La violence sexuelle à l'encontre des enfants est une violation flagrante des droits de l'enfant. Pourtant, il s'agit d'une réalité mondiale qui touche tous les pays et tous les groupes sociaux. L'agression sexuelle peut prendre l'une des formes suivantes : voyeurisme, exhibitionnisme, pornographie forcée, prostitution forcée, attouchements, inceste ou viol. Les statistiques de l'UNICEF issues d'une étude réalisée en 2014 révèlent qu'environ 120 millions de filles de moins de 20 ans (environ 1 sur 10) ont été soumises à des rapports sexuels forcés ou à d'autres actes sexuels forcés à un moment ou à un autre de leur vie. Les garçons sont également exposés à ce risque, bien qu'aucune estimation globale ne soit disponible.

Les abus sexuels dans l'enfance ont été associés à de nombreuses conséquences médicales, psychologiques, comportementales et socio-économiques négatives à l'âge adulte. Les femmes adultes ayant subi des abus sexuels dans leur enfance présentent davantage de troubles ou de dysfonctionnements sexuels, d'expériences homosexuelles à l'adolescence ou à l'âge adulte, de dépressions, et sont plus susceptibles que les femmes non abusées d'être à nouveau victimes de violences. L'anxiété, la peur, les idées et les comportements suicidaires ont également été associés à des antécédents d'abus sexuels dans l'enfance, mais la force et la menace de la force peuvent être des éléments concomitants nécessaires. Jusqu'à présent, il n'y a pas suffisamment de preuves pour confirmer une relation entre des antécédents d'abus sexuels dans l'enfance et un syndrome post-exercice sexuel, ainsi que des troubles de la personnalité multiples ou borderline. Les hommes victimes d'abus sexuels dans l'enfance présentent des troubles du fonctionnement sexuel à l'âge adulte. La relation entre l'âge du début de l'abus et le résultat est encore incertaine. Des dommages à long terme plus importants sont associés à l'abus impliquant un père ou un beau-père et à l'abus impliquant une pénétration. Une durée plus longue est associée à un impact plus important, et l'utilisation de la force ou de la menace de la force est associée à un préjudice plus important.

Une étude longitudinale menée en Nouvelle-Zélande sur une période de 30 ans a révélé que la CSA était associée à une augmentation des taux de dépression majeure, de troubles anxieux, d'idées suicidaires, de tentatives de suicide, de dépendance à l'alcool et de dépendance aux drogues illicites. En outre, à l'âge de 30 ans, la CSA était associée à des taux plus élevés de symptômes de stress post-traumatique, à une baisse de l'estime de soi et à une diminution de la satisfaction à l'égard de la vie. Les abus sexuels dans l'enfance étaient également associés à une diminution de l'âge du début de l'activité sexuelle, à une augmentation du nombre de partenaires sexuels, à une augmentation des contacts médicaux pour des problèmes de santé physique et à une dépendance à l'égard de l'aide sociale.

Les femmes ayant déclaré avoir été victimes de violences sexuelles pendant leur enfance présentaient un volume significativement réduit de certaines zones du cerveau par rapport aux femmes non victimes. Cette réduction est étroitement liée à la gravité des symptômes dissociatifs, mais pas aux manifestations du fonctionnement de la mémoire explicite.

Les recherches suggèrent également que les filles les plus susceptibles d'être exposées à la violence sexuelle sont celles issues de familles caractérisées par des niveaux élevés de conflits conjugaux et une parentalité déficiente, ainsi que de familles dont les parents ont des problèmes d'adaptation. L'existence de violences sexuelles au sein du foyer est de plus en plus reconnue. Une synthèse d'études menées dans 21 pays a révélé que 7 à 36 % des femmes et 3 à 29 % des hommes ont déclaré avoir été victimes de violences sexuelles pendant leur enfance. La plupart des abus se produisent au sein du cercle familial. (Child Abuse & Neglect, 2005)[1]. De même, une étude multipays de l'OMS, incluant des pays développés et en développement, a montré qu'entre 1 et 21 % des femmes ont déclaré avoir été victimes d'abus sexuels avant l'âge de 15 ans, dans la plupart des cas par des membres masculins de la famille autres que le père ou le beau-père. (OMS, 2013)[2].

Les enfants maltraités sont souvent

- Peur des relations interpersonnelles ou excès de docilité
- Repli sur soi ou agressivité, hyperactivité
- Constamment irritable ou apathique, détaché
- Sans affection ou trop affectueux (mal interprété comme séducteur)

Ils peuvent présenter des symptômes physiques tels que

- Ecchymoses, brûlures, cicatrices, zébrures, fractures, blessures persistantes ou inexplicables
- Infections urinaires (en particulier chez les jeunes enfants)
- Maladies sexuellement transmissibles
- Maladies chroniques, maux d'estomac, vomissements, troubles de l'alimentation
- Douleurs, saignements ou démangeaisons vaginales ou anales

Ils peuvent adopter des habitudes telles que

- Masturbation inappropriée
- Peur d'être avec une personne en particulier
- S'enfuir
- Délinquance
- Le mensonge
- Prostitution

Ils peuvent avoir un âge Comportement inapproprié

- Sucer son pouce
- Activité ou conscience sexuelle
- Promiscuité
- Pipi au lit, cauchemars
- Alcoolisme et toxicomanie
- Agression de jeunes enfants
- Assumer des responsabilités d'adulte

Il peut y avoir des problèmes d'éducation

- Extrême curiosité, imagination
- Échec scolaire
- Dormir en classe
- Incapacité à se concentrer

Quelques indicateurs émotionnels

- Dépression
- Phobies, peur de l'obscurité, des toilettes publiques, etc.
- Maladies chroniques
- Blessures auto-infligées/blessures/mise à mort d'animaux
- Mise à feu
- Peur excessive
- Manque de spontanéité, de créativité

Il est de notre devoir de contribuer à la prévention des abus sexuels sur les enfants, car il ne fait aucun doute que les enfants sont notre avenir. Il est nécessaire de mettre en place des procédures de sensibilisation aux effets de la violence sur les enfants qui en sont témoins, afin d'en atténuer les effets néfastes à long terme. Les parents peuvent entamer des discussions courtes et prometteuses avec leurs enfants en utilisant des dessins animés et d'autres programmes télévisés pour enfants pour parler des abus. Ils doivent faire remarquer aux enfants que frapper n'est pas bien, que les enfants ont le droit d'être en sécurité et de ne pas être blessés par des adultes ou d'autres personnes. Il est important de trouver le bon moment et le bon endroit pour parler avec les enfants de la maltraitance et de sa prévention. Parler de la prévention des abus peut être intégré dans les situations de la vie quotidienne. De nombreuses organisations internationales s'efforcent d'aider les enfants confrontés à la maltraitance, notamment l'OMS, l'UNICEF, le Centre international pour la prévention des agressions, etc.

Femmes battues

Une proportion importante de femmes, toutes classes sociales confondues, sont victimes d'abus et de violences de la part de leur partenaire intime. La prévalence de la violence à l'égard des femmes au cours de la vie est estimée à un taux choquant d'une femme sur quatre. La violence domestique est un problème mondial de santé publique et de justice pénale qui a un impact énorme sur la santé et le bien-être de millions de femmes et d'enfants dans le monde. L'impact de la violence domestique sur la santé physique et mentale des femmes est énorme et durable.

Les *effets immédiats sur la santé peuvent être les suivants*

- Blessures physiques - telles que coupures, éraflures et ecchymoses, fractures, os disloqués
- Perte auditive
- Perte de vision
- Fausses couches avant l'accouchement
- Maladies sexuellement transmissibles
- Blessures par couteau
- Blessures par balle
- Homicide

Les *effets à plus long terme sur la santé peuvent inclure*

- Troubles gastro-intestinaux associés au stress
- Maux de tête
- Mal de dos
- Évanouissement
- Crises d'épilepsie
- Problèmes gynécologiques
- Anxiété
- Dépression
- Troubles de l'alimentation
- Syndrome de stress post-traumatique
- Troubles du sommeil
- Alcool et toxicomanie
- Fumer pendant la grossesse
- Sans-abri
- Suicide
- Homicide

Une étude de l'OMS suggère qu'environ la moitié des victimes ont subi des blessures physiques à la suite des coups reçus, mais malgré les graves conséquences médicales de la violence domestique, une très faible proportion de femmes a demandé de l'aide à la police ou à des professionnels de la santé. Les conclusions de cette étude historique sont donc que la violence domestique exercée par les maris ou les partenaires intimes est encore largement cachée dans le monde et qu'il est extrêmement important que les décideurs politiques et les responsables de la santé publique élaborent des plans, des politiques et des programmes nationaux pour l'élimination et la prévention de la violence à l'égard des femmes et des enfants.

Au cours des 15 dernières années, la psychologie a apporté de nombreuses contributions à la compréhension du problème social de la violence des hommes à l'égard des femmes en recadrant le problème comme un abus de pouvoir de la part d'hommes qui ont été socialisés en croyant qu'ils avaient le droit de contrôler les femmes de leur vie, même par des moyens violents.

Désaccords conjugaux

Le mariage est une institution fondamentale de toute société. Dans toute société complète régie par le droit, le mariage existe en tant que droit public et pas seulement comme une déclaration romantique privée ou un rite religieux[3]. Les désaccords conjugaux font partie intégrante de la vie de couple. Lorsque deux personnes s'unissent dans le mariage, chaque partenaire entre dans l'union avec ses caractéristiques personnelles, ses besoins, ses attitudes, ses valeurs et ses particularités. Par conséquent, chacun réagira différemment aux défis de la vie. La discorde conjugale peut être considérée comme une tension dans les relations entre les couples mariés qui vivent ensemble.

CHAPITRE 12

Conseils adaptés à la culture Guerre et conflits (santé des migrants)

Diverses études ont révélé plusieurs causes de désaccord conjugal au sein des couples. Il s'agit notamment de l'infertilité, du manque de confiance, de la privation de sexualité, du mariage précoce, des finances, du manque de communication, de l'infidélité, du refus des femmes de se soumettre à l'autorité de leur mari, d'une mauvaise formation scolaire et d'attentes non satisfaites. Selon elle, la belle-famille, les frères et sœurs, les enfants et les beaux-enfants peuvent également créer des désaccords au sein d'un mariage.

La dysharmonie conjugale n'affecte pas seulement la santé mentale et physique des personnes, mais expose également les enfants à des risques de troubles comportementaux et émotionnels. Lorsque la dysharmonie conjugale se transforme en violence domestique, elle coexiste souvent avec la maltraitance des enfants. Une analyse de 35 études portant sur le chevauchement entre la violence domestique et la maltraitance des enfants a conclu que dans 30 à 60 % des familles où il y avait soit de la violence domestique, soit de la maltraitance des enfants, l'autre forme de violence était également présente. Les enfants peuvent également être en danger s'ils interviennent pour protéger leur mère. Dans les ménages où la mère est maltraitée, il y a également un risque plus élevé qu'elle utilise la violence envers ses enfants. Souvent, les désaccords conjugaux aboutissent à la séparation et au divorce, ce qui est un sujet de préoccupation majeur depuis de nombreuses années.

La discorde conjugale est principalement associée au manque de communication. Rosenberg (2005)[4] a déclaré que les conséquences de la non-expression des sentiments dans les familles sont graves lorsque les membres sont incapables de communiquer leurs émotions. La communication est altérée lorsque la relation mari-femme est perturbée. L'absence de communication entraîne des tensions, de la méfiance, des doutes, une diminution du sentiment de proximité, du partage, de l'intimité et un sentiment d'isolement[5]. Les expériences négatives (les conjoints s'enlisent, se querellent, se discordent, se frictionnent, s'opposent ou s'affrontent ouvertement) sont des caractéristiques communes à la plupart des mariages[6].

Dans le cadre d'une enquête, 29 couples étaient traités par une thérapie conjugale comportementale, 14 couples faisaient partie d'un groupe de contrôle en attente et 12 n'étaient pas des couples en détresse. L'analyse a montré que les couples traités avaient des comportements significativement plus positifs et moins négatifs que les couples témoins.

En Amérique, un programme d'intervention comportementale prénuptiale basé sur ces résultats et sur les techniques développées par les thérapeutes conjugaux comportementaux est présenté. Ce programme est conçu pour améliorer les compétences en matière de communication et de résolution de problèmes, ainsi que pour améliorer la satisfaction de la relation future des couples et leurs modes de communication. Des efforts ont été déployés pour
s sur les couples et leurs
les familles par le biais de programmes tels que les conseils en matière de divorce et la thérapie conjugale et familiale. Des programmes similaires peuvent être mis en place ailleurs.

Références

[1] Crosson-Tower, C. (2005). *Comprendre la maltraitance et la négligence envers les enfants.*

[2] Organisation mondiale de la santé. *Estimations mondiales et régionales de la violence à l'égard des femmes : prévalence et effets sur la santé de la violence exercée par un partenaire intime et de la violence sexuelle exercée par une personne autre qu'un partenaire.* Organisation mondiale de la santé, 2013.

[3] David, L.K. et Marzio, B (2001). *The Impact of the Reformation and Counter In Family Life Early Modern Times*

(L'*impact de la Réforme et du Contrepouvoir sur la vie familiale au début de l'époque moderne*). États-Unis : Mayfield Publishing Company.

[4] Rosenberg, A. et Hirschberg, J. (2005). *Corrélats acoustiques, prosodiques et lexicaux du discours charismatique*. INTERSPEECH.

[5] Ezeilo, B.N. (1995). *Family Stress Management*. Lagos : ABIC Publishers.

[6] Omorogbe, S.K., Obetoh, G.I. et Odion, W.E. (2010). *Causes et gestion des conflits domestiques chez les couples : The EsanCase*. Journal Science, 24(1), 57-63, Kamla-Raj.

L'expression des symptômes parmi les minorités ethniques, en particulier les Asiatiques, a été établie par plusieurs études. Les Américains d'origine asiatique, par exemple, ont tendance à exprimer leurs symptômes par la somatisation.[2-4] .

Deuxièmement, un certain nombre d'études ont démontré l'influence des préjugés culturels des professionnels de la santé dans les évaluations diagnostiques des Américains d'origine asiatique[5-7] .

Par ailleurs, il est bien connu que les clients asiatiques sont émotifs lors d'un deuil ou d'une perte, mais la littérature académique montre des résultats contradictoires. Par exemple, des études de personnalité menées aux États-Unis ont montré que les clients américains d'origine asiatique ont tendance à montrer des niveaux d'émotivité et d'expressivité émotionnelle inférieurs à ceux des blancs[8-12] . Cette divergence s'explique par le fait que les minorités asiatiques ne sont pas homogènes dans leur culture, leurs croyances ou leur religion, même si elles sont originaires d'un même pays,

En conséquence, le conseiller peut croire à tort que le client est opprimé, timide ou inhibé. Ainsi, un thérapeute occidental qui attend d'un client qu'il soit ouvert, émotionnellement expressif et assertif, peut entrer en conflit avec des clients minoritaires qui affichent naturellement des valeurs de retenue des émotions intenses et de subtilité dans la gestion des conflits.Les conseillers occidentaux se comportent de manière culturellement inappropriée en raison de leur arrière-plan culturel, y compris les stéréotypes et la formation professionnelle.En conséquence, les Américains d'origine asiatique sous-utilisent les services de santé mentale, y compris le conseil et la psychothérapie[11] . Un autre point d'intérêt, qui n'a pas encore fait l'objet de recherches, est la manière dont les événements de la vie du conseiller (crises) affectent le processus de conseil, que ce soit de manière négative ou positive.

Guerre et conflits

Le monde qui nous entoure est rempli de guerres, de conflits, d'immigration forcée et de situations de crise. Les événements de crise aiguë sont très répandus, mais aussi au niveau personnel, des crises familiales et professionnelles peuvent survenir de manière inattendue.

Examinons les scénarios suivants :

Scénario 1 :

Vous êtes consultant en gestion de crise dans un centre de soins de santé primaires. La semaine dernière, le centre de santé a été le théâtre d'une agression à l'arme blanche liée à la violence au travail, impliquant le chauffeur du centre de santé et l'un des infirmiers. Le directeur du centre de santé, le responsable de la sécurité, le responsable de la formation et le directeur de l'administration vous ont demandé d'organiser un atelier d'intervention en cas de crise pour l'ensemble du personnel médical, administratif et de sécurité du centre de santé.

Scénario 2 :

Vous avez été nommé responsable de la psychiatrie dans un nouvel hôpital psychiatrique privé. Au cours du week-end, l'une de vos nouvelles infirmières vous a dit qu'elle revenait de l'unité gériatrique et qu'une de ses patientes était décédée de façon inattendue après avoir reçu une dose d'analgésique qu'elle avait déjà administrée avant son décès. Elle vous dit maintenant qu'elle envisage sérieusement de démissionner et de quitter la profession d'infirmière.

De quelle manière l'intervention de crise peut-elle l'aider à faire face à la situation, à gagner en confiance et à éviter de démissionner ? Comment pouvez-vous vous y prendre ? Quel type de formation devrait être dispensé aux infirmières et aux médecins pour leur permettre de faire face aux crises de fin de vie et aux morts subites et inattendues ?

Scénario 3 :

On vous a demandé de voir une femme qui est arrivée dans un camp d'immigrés mis en place par l'État et les responsables du camp vous l'ont amenée parce qu'elle était agitée, faisait des cauchemars et essayait de prendre une dose mortelle de comprimés de paracétamol pour mettre fin à ses jours, car elle se souvenait de son calvaire d'avoir été violée par plusieurs hommes alors qu'elle était retenue en captivité dans son pays déchiré par la guerre.

Pour aborder les situations de crise, il faut mettre en place une feuille de route qui soit pratique, efficace et acceptable pour les deux parties, le conseiller et la personne qui a besoin de conseils. Ainsi, le conseiller et le client peuvent envisager les implications de chaque solution proposée (étapes et jalons) et mieux comprendre comment chaque étape est liée à une autre afin de faciliter la réalisation des objectifs et la résolution de la crise. Les conseillers doivent répondre rapidement et avec empathie aux défis présentés par les victimes en état de crise. Ils doivent défendre les intérêts de la victime, être conscients de la charge émotionnelle et psychologique qui pèse sur elle, établir une relation dès que possible, aider le client à trouver d'autres solutions et méthodes d'adaptation, établir une alliance thérapeutique et donner au client les moyens d'agir en mettant en valeur ses points forts. Mais avant d'en arriver là, le conseiller doit s'assurer de l'urgence de la situation et offrir une aide inconditionnelle et chaleureuse, ce qui permettra d'établir une plateforme pour que les deux parties identifient et diffusent le problème principal et travaillent ensemble à la réalisation d'objectifs et de tâches réalistes à court terme. L'intervention en situation de crise consiste à identifier les capacités d'adaptation futiles (inadaptées) et à aider le client à les remplacer par des capacités d'adaptation.

Les clients en crise souffrent de détresse, d'instabilité émotionnelle, de dysfonctionnement psychologique et d'incapacité à fonctionner de manière logique et cohérente, il est donc du devoir du conseiller de répondre à ces besoins et d'aider le client à les surmonter. Selon Caplan (1964)[13], une personne en situation de crise passe par quatre étapes : la première est l'excitation émotionnelle, la deuxième est la perturbation des activités quotidiennes, la troisième est l'échec des mécanismes d'adaptation pour résoudre la crise et la quatrième est la régression vers la dépression ou l'effondrement mental, ou la résolution partielle de la crise par l'utilisation de nouvelles techniques d'adaptation.

Un certain nombre de modèles de pratique concernant la crise ont été proposés ces dernières années, par exemple [1415]. Toutefois, il existe un modèle d'intervention en cas de crise qui élargit et développe les modèles précédents, à savoir le **modèle d'intervention en cas de crise en sept étapes de Roberts :**[16]

1. Établir un historique complet de la létalité et des dangers imminents sur le plan biopsychosocial.
2. Établir un rapport, offrir des réponses empathiques et une attitude non culpabilisante.
3. Identifier les problèmes essentiels, y compris les éléments déclencheurs de la crise ;
4. Laissez du temps et de l'espace aux sentiments et aux émotions ;
5. Formuler et explorer des alternatives et de nouveaux mécanismes d'adaptation ;
6. Formuler et convenir d'un plan d'action pour rétablir la fonction
7. Prévoir un suivi comprenant des séances d'habilitation.

Stage1 : Biopsychosocial et histoire de la létalité

L'intervenant doit procéder à une évaluation biopsychosociale rapide mais approfondie. En tant que conseiller, vous devez recueillir des informations complètes sur les idées suicidaires ou les tentatives de suicide, les incidents d'automutilation, les facteurs de stress, le soutien familial, la consommation actuelle de drogues et d'alcool, les affections concomitantes, en particulier la dépression, les allergies et les antécédents familiaux de maladies psychologiques. Il est tout aussi important d'établir les méthodes et les ressources internes et externes du client pour faire face à la situation[17].

Ces informations peuvent être obtenues si le conseiller offre un regard positif et inconditionnel, fait preuve d'empathie et fournit de l'intimité, du temps et de l'espace, tout en faisant preuve d'excellentes compétences en matière de communication, ce qui implique une écoute profonde, des questions ouvertes et l'utilisation du silence.

StageII : Établir rapidement un rapport

Les clients en crise souffrent souvent de choc, d'engourdissement, d'incrédulité, d'indécision, de tristesse, de frustration, d'anxiété, de tristesse, de colère, d'impulsivité, d'impuissance et de peur. Ils entrent généralement dans un état de trouble post-traumatique, qui est un état de santé mentale dans lequel les clients souffrent d'une série de symptômes tels que des flashbacks, une anxiété sévère, des cauchemars, ainsi que des pensées incontrôlables à propos de l'événement.

Le rapport est établi si le conseiller fait preuve d'un intérêt, d'une acceptation et d'une chaleur authentiques et installe un profond sentiment de confiance et de sécurité. Le conseiller doit faire naître l'espoir chez le client, ne pas porter de jugement, faire preuve d'une excellente communication non verbale en maintenant le contact visuel, en adoptant une posture ouverte et un ton de voix doux, tout en apportant un soutien émotionnel et psychologique.

Phase III : identifier les problèmes essentiels et les éléments déclencheurs de la crise

L'intervention de crise se concentre sur le(s) problème(s) présenté(s) par le client, qui sont souvent les principaux déclencheurs de la crise actuelle. Le conseiller tente donc d'établir la raison de ce problème et de répondre à la question "Pourquoi maintenant ?" Au cours de la séance de conseil, vous devez déterminer les problèmes présentés et les classer par ordre de priorité afin que le client puisse choisir de s'attaquer à un problème à la fois. Au fur et à mesure de l'entretien, le conseiller sera conscient du style d'adaptation inadapté du client et essaiera d'expliquer ces mécanismes d'adaptation inadaptés, d'en faire prendre conscience au client et de l'aider en même temps à explorer la possibilité d'autres mécanismes d'adaptation afin de rectifier la situation actuelle et d'éviter de nouveaux épisodes.

Étape IV : Donner du temps et de l'espace aux sentiments et aux émotions

Le conseiller tente d'aider le client à exprimer ses sentiments, à obtenir un soulagement et un remède, d'autant plus que dans certaines cultures, l'expression des sentiments et des émotions est considérée comme un signe de faiblesse et de repentir contraire à la volonté de Dieu. Par conséquent, il y a des moments où le conseil peut être un défi s'il est effectué au-delà des cultures et des frontières (immigrants de guerre). Pour ce faire, le conseiller s'appuie sur les techniques familières d'"écoute active", telles que le reflet des sentiments, l'approfondissement et la paraphrase ([18]). En se référant à l'exemple précédent d'une infirmière en crise qui envisage sérieusement de démissionner et de quitter la profession, le conseiller se demandera à voix haute si une telle décision est le moyen le plus efficace de gérer la crise.

Étape V : Formuler et explorer des alternatives et de nouveaux mécanismes d'adaptation

Cette étape est souvent la plus difficile à franchir dans le cadre d'une intervention de crise. Les clients traumatisés par une crise n'ont généralement pas le sang-froid nécessaire pour examiner la situation dans son ensemble et ont tendance à avoir une vision étroite des événements et à essayer de justifier cette approche et ses stratégies d'adaptation inadaptées. Il est du devoir du conseiller de réorienter la cognition du client vers une pensée globale et de l'aider à sortir de cet examen "microscopique" des événements après avoir établi un équilibre et une tranquillité émotionnels partiels. À ce stade, le conseiller demande au client (propriétaire de la décision) de suggérer de nouvelles options, comme l'arrêt de la décision de démissionner, l'appel à la police pour déposer une plainte contre un patient schizophrène ou un contrat écrit de non-suicide dans le cas d'une migrante qui a été violée dans le camp de réfugiés précédent.

Étape VI : Formuler et convenir d'un plan d'action pour rétablir la fonction.

Pour l'infirmier qui a été poignardé par un patient schizophrène, un plan d'action peut comporter plusieurs éléments :

- Assurer la sécurité 24 heures sur 24 autour et à l'intérieur du centre de santé, y compris au moyen de caméras de télévision en circuit fermé.
- Former l'administration, le personnel clinique et le personnel de sécurité par le biais d'ateliers, de mises en situation et de jeux de rôle sur la manière de reconnaître et de traiter les patients souffrant de psychose aiguë.
- Garder les couteaux et les objets tranchants dans des armoires fermées à clé en permanence
- Impliquer la famille des clients avec le travailleur social et l'officier de liaison
- Offrir une psychothérapie et un soutien à la victime.
- Formuler un plan de crise pour les épisodes futurs.
- Le bouton d'urgence et la ligne d'assistance doivent être connus de tout le personnel.
- Dans le cas d'une psychose associée à un délire, le client peut être anxieux et agité ; les médicaments nécessaires doivent donc être disponibles et faire l'objet d'un suivi attentif.
- Réduire l'isolement et la stigmatisation - la famille et les organismes d'aide doivent être contactés pour maintenir un soutien continu au client en crise.

Étape VII : suivi du plan, y compris des sessions d'habilitation.

Les conseillers et les clients doivent planifier ensemble les événements futurs pour s'assurer que le client s'est remis de la crise initiale et pour évaluer l'état du client après la crise. L'évaluation de la situation post-crise comprend, sans s'y limiter, les éléments suivants

- Santé physique du client (par exemple, état nutritionnel, traces de blessures non accidentelles, hygiène du sommeil, etc ;)
- Capacité cognitive (le client peut-il apprécier l'importance des événements[and] ses ramifications) ;
- Une évaluation sociale, spirituelle et académique doit être assurée pour que le client retrouve son calme, son harmonie intérieure et son estime de soi ;
- Clarifier avec le client les options de traitement/gestion actuelles et leur degré de satisfaction.
- Évaluation des nouveaux facteurs de stress et de la manière de les gérer
- Discuter avec le client du besoin éventuel de conseils juridiques, médicaux ou financiers.

Le suivi des clients doit toujours s'accompagner d'un soutien émotionnel et psychologique, et la fréquence de ces séances doit être adaptée aux besoins du client et à la nature de la crise.

Le soutien psychologique et émotionnel joue un rôle essentiel dans la satisfaction des besoins des clients touchés par une crise. Ils améliorent la gestion de soi et les mécanismes d'adaptation, réduisent l'anxiété, la dépression et le deuil, permettant ainsi aux clients de se sentir suffisamment bien pour reprendre leurs activités quotidiennes normales, y compris le travail ainsi que les activités sociales et communautaires. Négliger les besoins psychologiques et émotionnels du client exacerbe la situation et peut mettre votre plan en péril. En fin de compte, votre client sera insatisfait et plus enclin à utiliser les services de santé communautaires, à consulter son médecin généraliste et à passer plus de temps à l'hôpital[19] .

Conclusion

Les conseils en cas de crise doivent être prodigués rapidement et répétés chaque fois que cela s'avère nécessaire. L'impact d'une crise sur les personnes varie d'une personne à l'autre en fonction de leur bien-être psychologique, de leurs traits de personnalité, de leurs expériences antérieures, de leurs forces intérieures, de leurs mécanismes d'adaptation, de leurs capacités cognitives, de leur soutien social, de l'ampleur de la crise et du nombre de crises qu'elles ont traversées. Pour certains, une crise est l'occasion de se développer et de s'épanouir, tandis que pour d'autres, elle peut conduire à la dépression, au suicide, à la remise en cause des objectifs de vie et à une détérioration rapide du fonctionnement.

Références

Draguns, J. G., Leaman, L. et Rosenfeld, J. M. (1971). *Symptom Expression In Christian And Buddhist Hospitalized Psychiatric Patients Of Japanese Descent In Hawaii*. Journal of Social Psychology, 85, 155-161.

[2]Kleinman, A. M. et Sung, L. H. (1979). *Why Do Indigenous Practitioners Successfully Heal*. Social Science and Medicine, 13B, 7-126

[3]Tseng, W. S. (1975). *La nature des plaintes somatiques chez les patients psychiatriques : The Chinese Case*. Comprehensive Psychiatry, 16, 237-245.

[4]Morishima, J. K., Sue, S., Teng, L. N., Zane, N. W. S., & Cram, J. R. (1979). *Handbook Of Asian-American/Pacific Islander Mental Health, Vol. I* . Rockville, MD : National Institute of Mental Health (Institut national de la santé mentale).

[5]Hsu, J., Tseng, W. S., Ashton, G., McDermott, J. F., & Char, W. (1985). *Family Interaction Patterns Among Japanese-American And Caucasian Families In Hawaii*. American Journal of Psychiatry, 142, 577-581. Johnson, H.

[6]Wampold, B. E., Casas, J. M. et Atkinson, D. R. (1981). *Ethnic Bias In Counselling : An Information Processing Approach*. Journal of Counselling Psychology, 28, 498-503.

[7]Tseng, W. S., &McDermott, J. F., Jr. (1981). *Culture, Mind And Therapy : An Introduction To Cultural Psychiatry*. New York : Brunner/Mazel.

[8]Ayabe, H. I. (1971). *Deference And Ethnic Differences In Voice Levels*. Journal of Social Psychology, 85, 181-185.

[9]Fukuyama, M. A. et Greenfield, T. K. (1983). *Dimensions Of Assertiveness In An Asian- American Student Population*. Journal of Counselling Psychology, 30, 429-432.

[10]Sue, D. W. (1981). *CounsellingThe Culturally Different Theory And Practice.* New York : Wiley

[11]Sue, D. W., et Kirk, B. A. (1975). *Asian-Americans : Use Of Counselling And Psychiatric Services On A College Campus*. Journal of Counselling Psychology, 22, 84-86.

[12]Morishima, J. K., Sue, S., Teng, L. N., Zane, N. W. S., & Cram, J. R. (1979). *Handbook Of Asian-American/Pacific Islander Mental Health, Vol. I* . Rockville, MD : National Institute of Mental Health (Institut national de la santé mentale).

[13]Caplan, G. (1964). *Principes de psychiatrie préventive*. New York : Basic Books.

[14]Greenstone, J. L. et Leviton, S. C. (2002). *Elements Of Crisis Intervention : Crises And How To Respond To Them (2e éd.)*. Pacific Grove, CA : Brooks/Cole.

[15]Collins, B. G. et Collins, T. M. (2005). *Crisis And Trauma : Developmental-Ecological Intervention*. Boston : Lahaska Press.

[16]Roberts, A. R. (2005). *Bridging The Past And Present To The Future Of Crisis Intervention And Crisis Management. Dans A. R. Roberts (Ed.), Crisis Intervention Handbook : Assessment, Treatment, And Research (3rd Ed., Pp. 3-34).*New York : Oxford University Press.

[17]Meichenbaum, Donald. (1977). *Cognitive Behaviour Modification.Cognitive Behaviour Therapy* 6.4 : 185-192.

[18]Larson, Lisa M., et al. (1992).*Development And Validation Of The Counseling Self-Estimate Inventory .Journal ofCounseling Psychology* 39. : 105.

[19]Williams, Simon J., et Michael Calnan. (1991). *Key Determinants Of Consumer Satisfaction With General Practice. Family practice* 8.3 : 237-242.

CHAPITRE 13

Études de cas sur l'ensemble du cycle de la lumière

Première étude de cas : Histoire d'une réussite

Je voudrais illustrer mon histoire avec ma fille. Ma fille est mon deuxième bébé. Je l'ai eue après mon fils, que nous avons eu après cinq ans d'attente.

J'ai consacré tous mes efforts et tous mes soins à mon fils. Lorsque j'ai eu ma fille, mon fils avait deux ans. C'était l'âge où il commençait à prononcer certains mots et où il avait besoin de plus d'attention pour beaucoup de choses, tandis que ma fille était un petit bébé qui n'avait pas besoin de beaucoup d'efforts, tout ce dont elle avait besoin, c'était de la nourrir et de changer ses couches. Elle dormait presque toute la journée.

Je me souviens aussi que c'était la première fois que j'amenais une femme de ménage chez moi et je lui ai donc confié cette mission. Je me souviens que je ne la portais pas et que je ne passais pas de temps avec elle parce que je passais mon temps à jouer et à parler avec mon fils. À l'âge de quatre mois, j'ai cessé de l'allaiter, même si je ne la nourrissais pas beaucoup parce que je travaillais. Je passais donc la moitié de la journée au travail et l'autre moitié avec mon fils. Je ne me souviens pas m'être souciée de lui acheter des vêtements de fille, car elle portait les T-shirts et les shorts de son frère. Mon fils grandissait et ses besoins devenaient de plus en plus importants, il voulait que je joue avec lui, que je lui parle tout le temps. Nous avons commencé à l'envoyer à l'école maternelle et je me suis donc concentrée sur lui pour lui apprendre les lettres, les chiffres, les formes et les couleurs. Je m'efforçais de lui apprendre à tenir un crayon et à écrire, alors que je ne m'occupais pas vraiment de ma fille, et ce qui a aggravé les choses, c'est que je l'ai laissée à la femme de ménage, qui ne parlait pas notre langue. Elle s'occupait d'elle tout le temps et la protégeait en la mettant seule devant la télévision, loin de mon fils, pour qu'il ne la batte pas.

À l'âge de 10 mois, lorsqu'elle a commencé à se lever et à faire quelques pas, j'ai commencé à m'asseoir avec elle et à prendre quelques livres devant elle pour lui montrer les images, et c'est la première fois que j'ai remarqué qu'elle n'était pas concentrée et qu'elle ne regardait pas les images que je lui montrais du doigt. Elle jetait les livres. J'ai commencé à sentir qu'il y avait un mur très épais entre elle et moi. Elle ne me regardait même pas ou ne regardait pas mes yeux. Quelque chose en moi commençait à me dire que quelque chose ne tournait pas rond chez elle, mais je ne savais pas exactement de quoi il s'agissait. J'ai commencé à remarquer que lorsqu'elle regardait la télévision, elle ne la regardait pas vraiment, mais elle regardait autour d'elle avec le bord des yeux. Je me souviens que lorsque j'entrais dans sa chambre, je la trouvais généralement en train de danser, mais sans musique, comme si la musique n'était que dans sa tête et que personne d'autre n'était autorisé à l'entendre.

Un jour, à l'âge d'un an et six mois, elle avait de la fièvre, je l'ai donc emmenée au centre de santé et je dois dire que Dieu merci, son médecin était le Dr H, qui m'a alerté sur l'absence de contact visuel entre elle et moi. Sa vision était large et elle ne se concentrait sur rien. Il m'a dit que je devais l'emmener chez un médecin spécialisé car elle pouvait souffrir d'une sorte d'autisme. Je n'en croyais pas vraiment mes oreilles, je refusais en mon for intérieur que ma fille soit atteinte d'autisme et j'ai décidé que je devais faire quelque chose.

Je savais que j'étais le seul au monde à savoir quoi faire pour la ramener de son propre monde. Tout ce que j'ai à faire, c'est de la placer au centre de mes soins et de mon attention, comme je l'ai fait avec son frère.

Je viens de réaliser que je ne lui ai jamais parlé et que je ne l'ai jamais regardée dans les yeux et que nous n'avons jamais eu de contact visuel. Je me suis rendu compte de mon erreur et j'ai décidé de tout arranger et de la ramener avant qu'elle ne parte dans les ténèbres.

J'ai commencé à lui accorder toute mon attention et tous mes soins, en lui parlant tout le temps, en l'appelant par son nom, en l'emmenant partout où j'allais. Lorsque je revenais de mon travail, la première chose que je faisais était de l'appeler depuis la porte de la maison. Au début, elle ne venait pas, elle n'écoutait pas, peut-être qu'elle écoutait mais qu'elle ne voulait pas venir. J'avais l'impression qu'elle me testait, qu'elle testait ma patience avec elle, combien de temps je serais patient jusqu'à ce qu'elle se décide à venir à moi. Même lorsqu'elle ne venait pas, j'allais la voir, la prenais dans mes bras et l'embrassais en lui disant les mots les plus gentils tels que princesse et beauté. Lorsqu'elle a commencé à venir, elle s'est mise à courir. J'ai aussi commencé à lui donner son bain, à la coiffer, à la changer de vêtements et à l'emmener partout où j'allais. J'ai commencé à passer tout mon temps avec elle à jouer, chanter et danser.

J'ai commencé à lui parler à chaque minute que je passais avec elle, je décrivais tout ce qui l'entourait (formes, couleurs, noms de choses, noms de personnes ...etc). . J'ai cessé de la mettre devant la télévision. J'écoutais avec elle quelques chansons que je pouvais mémoriser par cœur. Ainsi, lorsque j'entre dans sa chambre et que je la trouve en train de danser, je me mets à danser moi aussi, en fredonnant la musique de l'une des chansons dans un geste disant que je peux entendre ce que tu écoutes dans ta tête et que je danse avec toi, et que je suis là dans ton monde en train de prendre soin de toi. Lorsqu'elle a commencé à me regarder dans les yeux pendant quelques secondes, j'ai réalisé à quel point elle était intelligente. Je me suis rendu compte à quel point elle était intelligente, car elle m'observait et attendait en me demandant quand tu allais t'occuper de moi, maman, avant que je ne parte dans l'obscurité. Elle a commencé à sourire et à rire lorsque je dansais avec elle. J'ai commencé à l'emmener dans les centres commerciaux pour qu'elle choisisse ses propres vêtements et accessoires qu'elle n'avait pas auparavant.

Pendant un an, j'ai fait ce que j'étais censée faire pour elle à sa naissance. Je lui disais toujours "allons toi et moi au centre commercial", "allons toi et moi au supermarché"

"Allons au restaurant avec toi", "allons au parc avec toi".
À l'âge de deux ans et six mois, elle a commencé à prononcer ses premiers mots. C'était juste "toi et moi". Elle avait l'habitude de tenir mes vêtements en répétant "moi et toi ?". "moi et toi ?", ce qui signifie "laisse tomber moi et toi".
....

À l'âge de trois ans, elle est devenue une enfant normale, parlant, chantant, jouant avec d'autres enfants et je l'ai inscrite au jardin d'enfants. Je l'ai emmenée au centre de santé pour faire quelques examens et, étonnamment, lorsque nous avons arrêté la voiture sur le parking du centre de santé, elle a dit "Dr H", le nom du médecin qu'elle avait consulté il y a plus d'un an. Lorsque nous sommes entrés dans sa clinique, elle a pointé du doigt le tiroir de son bureau, où elle se souvient encore qu'il lui avait donné un bonbon lors de sa dernière visite. Le Dr H lui a demandé "quel est votre nom" et elle a répondu à son nom en le regardant dans les yeux, se sentant confiante et portant des vêtements roses pour filles, de belles barrettes et des accessoires.

Je ne peux pas décrire mon sentiment de bonheur d'avoir réussi à la ramener de nulle part.

Deuxième étude de cas

Le conseil (ou l'absence de conseil) a toujours joué un rôle majeur dans ma vie, avant même ma naissance. Je suis une femme diabétique d'une trentaine d'années, née d'une mère qui souffrait de diabète gestationnel et qui est devenue diabétique par la suite. Je plaisante à ce sujet avec ma famille et les médecins en disant "et pour ça, je n'étais pas bien cuite dans le ventre de ma mère". Je suis née avec un léger cas de spinabifida qui m'a instantanément causé des problèmes dans la région rénale tout au long de mon enfance et jusqu'à aujourd'hui. La tachycardie supraventriculaire et le diabète m'ont frappé plus tard, à l'âge de treize ans.

Avec ce paquet chargé, j'ai traversé une adolescence en dents de scie, sans réaliser ce qui se passait réellement dans mon corps. Je suis née de parents assez instruits, qui ont fait de leur mieux pour s'occuper de moi. J'ai fréquenté des écoles publiques et j'ai été soignée par les services de santé nationaux de mon pays. Tout au long de ma scolarité, qui s'est déroulée dans les années 80 et 90 dans un pays en développement, j'ai reçu des soins et de l'empathie de la part d'individus (principalement des enseignants), mais pas de professionnels du conseil. La première aide éclairée que j'ai reçue d'un adulte a été celle de mon professeur de biologie, qui a pris le temps et fait l'effort de m'expliquer en arabe, la langue que je ne parlais qu'à l'époque, ce qu'est le diabète. J'ai également eu la chance de rencontrer, dans nos services de santé très actifs et très fréquentés, un diabétologue et un néphrologue qui, par leur gentillesse, ont pris le temps, dans leur clinique, non seulement de prescrire des médicaments comme les autres, mais aussi de répondre aux questions d'une petite fille malade et curieuse. Mon diabétologue m'a emmenée rendre visite à des personnes âgées souffrant de graves complications du diabète, après leur accord, et c'est ainsi que j'ai été confrontée pour la première fois à la dure réalité du diabète. Il voulait m'aider à comprendre les complications à long terme de ma maladie, que je n'ai pas eu la chance d'éviter plus tard.

À l'université, mes parents ont pris soin de me pousser à apprendre la langue étrangère que je parle et écris aujourd'hui, l'anglais. Plus tard, je me suis rendue au Royaume-Uni pour poursuivre mes études. Au cours de cette période, j'ai perdu ma meilleure amie et ma véritable conseillère disponible 24 heures sur 24, ma mère. Je l'ai perdue à cause d'une insuffisance cardiaque, une complication majeure du diabète. Ensuite, j'ai rencontré la dépression. Mon médecin généraliste au Royaume-Uni m'a diagnostiqué une dépression aiguë et une automutilation par la nourriture. J'avais la charge d'un master à plein temps, la charge de mon état de santé incontrôlé et une dépression à laquelle je ne pouvais pas faire face. Pour la première fois, j'ai été présentée à un conseiller professionnel. J'ai appris de quoi il s'agissait. J'ai appris que dans un pays développé comme le Royaume-Uni, l'ensemble du système éducatif et de santé est soutenu par un système parallèle de conseil, ce qui, je pense, m'aurait beaucoup épargné si cela avait été le cas dans mon pays également. Étonnamment, la véritable aide sincère dans ma situation difficile a été celle que j'ai reçue d'un tuteur irlandais de mon université. Il a pris le temps et fait l'effort d'organiser et d'alléger ma charge de travail. Il s'est même chargé de veiller à ce que je fasse mes trois heures de travail quotidiennes pour respecter mes délais, car je commençais à m'endormir et j'étais très malade.

Je suis rentrée chez moi, déprimée, seule et avec le sentiment d'être un échec total. J'ai essayé de chercher une aide professionnelle dans une clinique de psychothérapie. J'ai rencontré le Dr Hashem Al Sayed, l'auteur de ce livre. Il est médecin de famille et a été le médecin traitant de mes parents pendant de nombreuses années. Il a décidé de m'informer sur ma dépression et mon diabète. J'ai eu la chance de rencontrer sa gentille épouse, qui s'est avérée être une diététicienne spécialisée dans le diabète. Mon médecin m'a aidé à faire face à mon problème de surpoids et à opter pour la sleeve gastrique. Son soutien constant a été un grand soulagement. Je n'étais pas seule. J'avais un ami/un professionnel de la santé prêt à me fournir les informations qui me manquaient le plus tout au long de mon parcours.

Avec son aide, j'ai décidé de reprendre ma vie en main, surtout après un mariage raté et deux avortements. Il m'a fallu trois longues années pour surmonter les affres sociales de mon mariage. Les ombres de la dépression apparaissaient de temps en temps, mais j'ai appris à me débrouiller. J'ai réalisé que la recherche de connaissances par le biais de la lecture et de la recherche jouait un rôle clé dans mon processus de rétablissement. M'impliquer et contrôler ma vie me semblait enfin possible. Le seul regret que j'ai, c'est que cela m'ait pris autant de temps. Cela se passe à l'approche de la trentaine et je me demande ce qu'aurait été ma vie si j'avais reçu les bons conseils au moment voulu.

Les personnes que j'ai rencontrées au cours de mon voyage et qui m'ont montré la bonté de leur âme et leur foi en l'humanité m'ont beaucoup appris. Je me suis sentie à l'aise et je me suis mise à la disposition de mes amis, de ma famille, de mes étudiants, de mes collègues (parfois même d'inconnus), simplement pour écouter et partager autant d'informations que possible. J'ai décidé d'être le conseiller que je n'avais jamais eu. J'ai aidé des amis à surmonter des problèmes de surpoids et d'image de soi. J'ai aidé d'autres amis à traverser des périodes de dépression et de deuil. J'ai appris à écouter sincèrement et à parler avec le cœur. J'ai appris à ne pas interférer dans les décisions des autres et à me contenter d'être disponible pour apporter mon soutien lorsque je le peux.

Je voulais être "Un ami/conseiller dans le besoin est vraiment un ami". Je suis maintenant à un stade stable de ma vie où je peux choisir une carrière qui me plairait vraiment. Je pense que le moment est venu pour moi d'envisager un diplôme de conseiller.

Dépression postnatale

Dr SuhailaGhuloum

La maternité s'accompagne d'une série d'émotions fortes qui sont généralement perçues comme gratifiantes. Cependant, il s'agit également d'une période de transition, de nouveaux rôles et de nouvelles responsabilités, qui a été associée à des caractéristiques de maladies mentales, dont la plus courante est la dépression. Dans sa forme la plus légère, le blues du post-partum est plus fréquent qu'il ne l'est, puisqu'il touche jusqu'à 70 % des femmes au cours des deux premières semaines de la période post-partum. La dépression postnatale est légèrement moins fréquente et touche environ 10 à 15 % des nouvelles mères, tandis que la psychose postnatale est la moins fréquente, avec une prévalence d'environ 1 sur 1000[1] . Ce chapitre se concentre sur la dépression postnatale, également appelée dépression du post-partum.

La dépression postnatale survient souvent au cours du premier ou des deux premiers mois suivant l'accouchement, bien que les symptômes puissent se manifester à tout moment au cours de la première année suivant la naissance du bébé. Chez environ un tiers des femmes, les symptômes apparaissent au cours du dernier trimestre de la grossesse et persistent après l'accouchement.

Les symptômes de la dépression postnatale sont similaires à ceux de la dépression à tout autre moment, à l'exception du lien avec l'accouchement. Ils comprennent

* Symptômes biologiques tels que troubles du sommeil, perte d'appétit, perte de poids, léthargie,
* Humeur maussade, variation diurne où l'humeur tend à empirer le matin et à s'améliorer le soir, épisodes de larmes, pleurs non provoqués et excessifs. Irritabilité et sentiment d'anxiété.
* Manque d'énergie et de motivation pour accomplir les activités habituelles, perte de la sensation de plaisir dans l'accomplissement de tâches qui étaient normalement perçues comme agréables. Perte du désir ou de l'intérêt sexuel.
* Incapacité à se concentrer ou à prendre des décisions, associée à une faible estime de soi
* Sentiments de culpabilité, d'échec en tant que mère et perte de confiance en soi.
* Sentiment d'être submergé par le bébé, d'être incapable de s'en occuper ou de tisser des liens avec lui, sentiment de désespoir et d'inutilité
* Isolement social, éloignement de la famille et des amis,
* Les pensées négatives à l'égard de soi-même, de l'environnement et des autres peuvent donner lieu à des sentiments d'inadéquation, qui se traduisent par des souhaits de mort, voire des pensées suicidaires.
* Dans les cas les plus graves, des hallucinations et des délires peuvent apparaître, la femme entendant des voix souvent désobligeantes et ayant de fausses croyances sur elle-même et sur le bébé qui ne correspondent pas à la réalité, ce qui lui permet de développer certaines caractéristiques de la psychose postnatale. Le risque de blesser le bébé ou de le tuer peut être considérablement élevé dans ces situations.

Il est important de comprendre que, bien que l'accent soit toujours mis sur la dépression postnatale chez la mère, les symptômes apparaissent chez environ 10 % des hommes pendant la période périnatale. Chez les pères, la dépression est souvent associée aux symptômes de la partenaire, à une relation qui ne les soutient pas, à l'adaptation à la nouvelle vie de père et à des facteurs de stress financier.

Facteurs de risque

De nombreuses causes ont été associées à l'apparition de la dépression postnatale. On pense généralement que cette maladie est due à de multiples facteurs plutôt qu'à une cause unique. Les facteurs de risque de dépression postnatale les plus connus sont les antécédents de dépression ou de troubles anxieux chez la mère, la dépression ou l'anxiété pendant la grossesse, les événements stressants de la vie pendant la grossesse et l'absence ou le manque de soutien social. Les complications obstétricales, les difficultés relationnelles avec le partenaire et le statut socio-économique sont des facteurs moins prédictifs. Les préoccupations concernant la garde des enfants et les ressources financières augmentent le risque de développer les symptômes. Le tempérament du nourrisson a également été associé, notamment le fait d'avoir un enfant souffrant de coliques ou de problèmes physiques ou mentaux.

L'impact des changements hormonaux pendant la grossesse et la période postnatale a fait l'objet de débats. La littérature suggère que la chute des œstrogènes après l'accouchement affecte les niveaux d'enzymes appelées Monoamine oxydases, qui contribuent aux symptômes de la dépression, en particulier pendant la période postnatale "[23] .

Impact sur le développement de l'enfant

La mère est, dans la plupart des cas, le principal environnement du nourrisson au cours des premiers mois de sa vie. La dépression maternelle au cours de cette période critique du développement de l'enfant a été associée à des effets cognitifs, neurologiques et émotionnels néfastes pour l'enfant. Il peut s'agir d'effets directs du trouble, d'effets indirects dus à la dépression qui affecte la relation mère-enfant et les compétences parentales, ou d'un facteur commun tel que l'adversité socio-économique, qui constitue un facteur de risque pour les deux.

La dépression altère la capacité de la mère à s'occuper de son enfant et à s'engager avec lui dans une interaction sociale positive. Il a été démontré que les mères dépressives stimulent moins leur enfant, ont moins d'interactions faciales et ont un toucher plus fonctionnel qu'affectueux. Par conséquent, les enfants de mères dépressives présentent un développement cognitif et moteur plus lent pour l'âge attendu à 1 an. Ces enfants se montrent moins concentrés et moins interactifs avec les autres. La recherche a également mis en évidence un attachement insécurisé chez les enfants de mères dépressives. Ils sont plus susceptibles d'avoir des problèmes d'alimentation et de sommeil, un retard de langage et un trouble déficitaire de l'attention avec hyperactivité (TDAH).

Traitement

Le traitement commence par la détection. Plus les symptômes sont détectés tôt, moins ils auront d'impact sur la relation mère-bébé et meilleur sera le pronostic. Souvent, les mères ne remarquent pas qu'elles présentent les symptômes, et c'est l'entourage qui prend conscience de la présentation et conseille de chercher de l'aide.

Les cliniques postnatales constituent la meilleure occasion de dépister les symptômes. Des instruments de dépistage simples sont souvent utilisés pour détecter la possibilité d'une dépression postnatale et orienter les patients en conséquence.

Le traitement dépend de l'intensité des symptômes. Le blues postnatal ne nécessite pas d'intervention professionnelle, si ce n'est un soutien social. Les symptômes s'estompent en l'espace de quelques jours à quelques semaines. À l'autre extrême de la symptomatologie, la psychose postnatale nécessite une intervention médicale, avec des antidépresseurs et des antipsychotiques, et parfois une thérapie électroconvulsive (ECT).

La dépression postnatale peut souvent être traitée par une psychothérapie seule. Cette thérapie peut être dispensée par un visiteur de santé formé au conseil, et est plus accessible dans les établissements de soins de santé primaires. Des médicaments peuvent être nécessaires dans certains cas. Il convient de trouver un équilibre avec le désir d'allaiter et la mère doit être informée du profil de sécurité des différents antidépresseurs disponibles pour l'allaitement. Il est conseillé aux mères de demander de l'aide et de l'accepter lorsqu'elle leur est proposée. Le fait d'avoir des attentes réalistes permet à la mère d'exercer moins de pression sur elle-même pour que tout soit parfait. Les mères doivent avoir une vie équilibrée, en se concentrant sur leur alimentation et leur activité physique. Le fait de parler aux autres et de partager ses expériences apporte un soulagement important.

Références

[1] Kym Spring Thompson, Judith E Fox. (2010).*Post-Partum Depression : Une approche globale de l'évaluation et du traitement*. Ment Health Fam Med. Dec ; 7(4) : 249-257.

[2] D. Stewart et al. (2003). *Postpartum Depression : Literature Review Of Risk Factors And Interventions*. Toronto Public Health

[3]Sacher, J. et al (2010). *Elevated Brain Monoamine Oxidase A Binding In The Early Postpartum Period*. The Archives of General Psychiatry, Vol. 67, pp. 468-74.

[4]Lynne Murray, Peter J Cooper. *Effects Of Postnatal Depression On Infant Development (Effets de la dépression postnatale sur le développement du nourrisson)*. Archives ofdisease in childhood. Volume 77 issue 2

[5]Amudha S. Poobalan, Lorna S. Aucott, Louise Ross, W. Cairns. S. Smith, Peter J. Helms, Justin H. G. Williams. (2007). *Effets du traitement de la dépression postnatale sur l'interaction mère-nourrisson et le développement de l'enfant : Systematic Review*. The British Journal of Psychiatry, 191 (5) 378-386.

[6] Paulson, J et Bazemore, S.(2010).*Prenatal And Postpartum DepressionIn Fathers And Its Association With Maternal Depression, A Meta-Analysis*. JAMA.303(19):1969.

CHAPITRE 14

ConseilsÉthique

Le conseil repose sur la pierre angulaire de la confiance que les clients peuvent accorder à leurs conseillers. Les clients confient leurs sentiments de vulnérabilité à une personne qui s'engage à utiliser ses compétences et ses connaissances pour agir dans le meilleur intérêt de ses clients. Par conséquent, les conseillers doivent honorer et protéger cette confiance en fixant des normes pour leur pratique et en agissant de manière éthique et thérapeutique.

Les normes éthiques comprennent, mais ne sont pas limitées à :

1. Être digne de confiance - le conseiller doit mettre de côté ses intérêts personnels et faire passer les intérêts du client en premier.
2. Le client doit être respecté en tant qu'être humain (autonomie), quelles que soient ses croyances religieuses, culturelles ou ses valeurs profondes.
3. Le conseiller doit être compétent, ouvert d'esprit, flexible et disposer de connaissances fondées sur des données probantes.
4. Travailler avec intégrité est un élément essentiel du conseil où l'honnêteté, la confiance et les normes éthiques font partie du caractère des conseillers.
5. Rendre des comptes au client.
6. La bienfaisance (faire le bien) apporte des avantages au client et contribue à son bien-être.
7. L'absence de malfaisance (ne pas nuire) signifie que le conseiller est tenu de ne pas infliger de préjudice intentionnel.
8. Faire preuve d'humilité et présenter des excuses

Conclusion

Le conseil n'est pas une procédure médicale qui peut être pratiquée sur un patient passif ou anesthésié. Il requiert la participation active et l'engagement des clients, rendus possibles par une relation de confiance. L'établissement d'un niveau élevé de confiance dans le conseil est considéré comme si fondamental qu'il constitue le principe premier de certaines constructions de l'éthique du conseil[1] .

La capacité à conseiller fait partie intégrante des compétences des médecins de famille et des travailleurs de la santé. Les établissements de santé dont le personnel est formé au conseil seront mieux à même de gérer les problèmes de leurs clients que ceux qui ne le sont pas. Les clients qui se sentent stressés, anxieux, qui ont des problèmes conjugaux, qui sont en deuil ou déprimés ne seront pas en mesure d'être très performants dans leur vie quotidienne, malgré leurs antécédents et leurs expériences. En fin de compte, le conseil aide les clients à s'aider eux-mêmes à guérir et à se développer.

Références

[1]Bond ,T. (2015). *Standards and Ethics for Counselling in Action, quatrième édition*, Sage publications.

CHAPITRE 15

Quelles sont les différentes modalités de conseil ?

Il existe des centaines de types de modalités de conseil dans la littérature, mais seule une poignée d'entre elles suivent des lignes similaires aux différents types de psychothérapie. Chaque modèle a sa propre théorie du développement humain et sa propre méthode de travail. Bien que certains conseillers soient spécialisés dans une forme de conseil, d'autres praticiens de la santé, tels que les médecins de famille, ne sont pas aussi stricts dans leur application : ils travaillent de manière "éclectique", ce qui signifie qu'ils s'appuient sur des éléments de plusieurs modèles différents lorsqu'ils travaillent avec leurs clients.

Bien qu'il ne soit pas pratique de mentionner tous les différents types disponibles, certaines des modalités les plus recherchées sont présentées ci-dessous.

Conseils centrés sur le client ou sur la personne

Le conseil centré sur le client a été développé par Roger (1980)[1] , qui était un penseur humaniste et qui croyait que les gens étaient fondamentalement bons. Il croyait également que les gens avaient le désir de réaliser leur potentiel et de devenir les meilleures personnes possibles.

Comment fonctionne la thérapie centrée sur le client ?

Les médecins de famille qui choisissent cette approche visent à créer un environnement thérapeutique non directif, c'est-à-dire que le patient mène la discussion et qu'il ne porte pas de jugement. Les trois éléments fondamentaux de la consultation centrée sur le client sont les suivants :

Empathie

L'empathie désigne la capacité à s'imaginer dans la position d'une autre personne. C'est une conviction que le client doit reconnaître chez le conseiller pendant la consultation (par le ton de sa voix, son langage corporel, son ouverture et son acceptation, etc.) Ce n'est qu'à ce moment-là que le client se sentira en sécurité, qu'il se sentira désiré et qu'il sera en mesure d'entrer en contact avec le conseiller et de lui faire confiance.

Regard positif inconditionnel

Les thérapeutes acceptent et soutiennent totalement leurs clients en créant un climat d'estime positive inconditionnelle, ce qui permet au client d'exprimer ses émotions sans craindre d'être rejeté. Le thérapeute doit accepter le client tel qu'il est et lui manifester son soutien et son attention, quelle que soit la situation à laquelle il est confronté. Rogers pensait que les gens développent souvent des problèmes parce qu'ils sont habitués à ne recevoir qu'un soutien conditionnel - une acceptation qui n'est offerte que si la personne se conforme à certaines attentes. En créant un climat de considération positive inconditionnelle, le client se sent capable d'exprimer ses émotions sans craindre d'être rejeté.

L'authenticité :

Le thérapeute doit partager ses sentiments en toute honnêteté. En modélisant ce comportement, le thérapeute peut aider à enseigner au client à développer également cette compétence importante.

Conseil transpersonnel

Développée par Maslow dans les années 1960, il s'agit d'une approche intégrative et holistique qui croit en une dimension spirituelle de la vie et de la nature humaine[2] . Elle présuppose également l'interconnexion de tous les êtres avec un pouvoir spirituel supérieur et s'intéresse plus particulièrement au lien entre les deux.

Elle aborde, de manière égale, toutes les dimensions de notre existence (sociale, spirituelle, intellectuelle, émotionnelle, physique et créative) afin d'aider les clients à guérir, à grandir et à réaliser leur plein potentiel. En renforçant toutes nos capacités intérieures, nous pouvons nous donner les moyens d'une amélioration à long terme.

Le conseil transpersonnel tient compte des expériences passées du client, mais se tourne également vers l'avenir et les défis auxquels le client peut être confronté, ainsi que les qualités qui doivent émerger chez le client pour faire face à ces défis. L'hypothèse de base est que, quelle que soit la difficulté de l'expérience humaine, l'âme ou l'essence fondamentale reste intacte.

Comment fonctionne le conseil transpersonnel ?

Le conseil transpersonnel est un processus de réalisation de soi qui aide les clients à découvrir/redécouvrir le cœur profond de leur moi essentiel. Les conseillers agissent en construisant et en développant la force intérieure du client (ses qualités), sa spiritualité et son développement personnel. Cela aidera les clients à utiliser leurs ressources intérieures pour gérer (supprimer) les conflits intérieurs et installer un sentiment d'équilibre dans leur vie.

En fin de compte, grâce à la consultation transpersonnelle, le client atteint un degré de fonctionnement en termes de rencontres quotidiennes (relations familiales, travail et événements traumatiques passés) qui serait considéré comme "normal" et sain selon les normes actuelles de la santé mentale.

Conseils cognitivo-comportementaux

Il s'agit d'une autre modalité qui examine comment les croyances des personnes sur elles-mêmes influencent la façon dont elles interprètent les expériences.

La thérapie cognitivo-comportementale (TCC) aide les clients à prendre conscience de leurs pensées inexactes ou négatives afin qu'ils puissent envisager les situations difficiles de manière plus appropriée et y répondre de manière plus efficace.

La TCC nécessite la participation active du client car elle est structurée, orientée vers des objectifs et s'attaque aux difficultés immédiates ainsi qu'aux stratégies à long terme. La TCC est flexible, individualisée et peut être utilisée dans une variété de conditions telles que :

- Troubles de l'alimentation,
- Phobies
- Troubles obsessionnels compulsifs
- Troubles paniques
- Syndrome de stress post-traumatique
- Dépression
- Anxiété
- Troubles somatoformes
- Dysfonctionnement sexuel
- Conflits conjugaux
- Gestion de la colère et du stress
- Troubles anxieux chez l'enfant, dépression et troubles du comportement, etc.

En modifiant les modes de pensée négatifs, le client est en mesure de changer les croyances et les comportements irrationnels ou autodestructeurs. Les clients sont invités à surveiller et à enregistrer leurs troubles émotionnels et ce qui les provoque, à découvrir les pensées autodestructrices, à examiner les conséquences de leurs croyances, de leurs sentiments et de leurs comportements. Enfin, le client est invité à examiner les preuves pour et contre ces pensées et croyances, et à penser d'une manière plus constructive, moins négative et réaliste. Ce travail est effectué sur une base hebdomadaire, le client se voyant confier cette tâche comme un devoir à domicile.

Il peut s'agir d'enregistrer des sentiments et des pensées, ou d'effectuer une tâche spécifique, convenue d'un commun accord, qui vérifie une hypothèse de base sur eux-mêmes. Il peut s'agir, par exemple, de quitter la maison lorsqu'une certaine idée s'immisce dans leur mentalité, comme la peur de s'évanouir. Une autre façon de gérer les idées désagréables (irrationnelles), comme la peur de suffoquer, est de s'adonner à une autre activité, comme la peinture, jusqu'à ce que cette idée ou cette croyance commence à disparaître lentement. Certains conseillers peuvent demander à leur client de penser à des expériences positives lorsque l'idée désagréable commence à s'immiscer, ce détournement ou blocage de la pensée apportera un soulagement progressif au patient.

Conseils interpersonnels (IPC)

La psychothérapie interpersonnelle (IPC) est basée sur l'observation que les plaintes des clients, par exemple la dépression, l'anxiété ou les troubles somatoformes, etc. En expliquant, réorganisant et renégociant le contexte interpersonnel associé à l'apparition du ou des troubles, la guérison symptomatique du client peut être accélérée et la morbidité sociale réduite.

A l'origine, l'IPC a été développée par Klerman, Weismann & Rainsville, (1984)[2] pour être utilisée dans le traitement des symptômes dépressifs. L'IPC est une psychothérapie semi-structurée qui se concentre sur le fonctionnement psychologique actuel du client. Pendant la CIP, le conseiller aide le client à reconnaître les symptômes dépressifs, par exemple en identifiant les problèmes sociaux/interpersonnels qui se sont produits lorsque les symptômes ont commencé (les déclencheurs) et la façon dont ils influencent l'état émotionnel du client. Le conseil interpersonnel se concentre essentiellement sur le travail et l'amélioration des relations dans le but de provoquer un changement, ce qui conduit à une amélioration de l'humeur ou d'autres symptômes troublants. En fonction de la gravité et de la complexité du (des) problème(s), il peut durer jusqu'à 16 séances, chaque séance durant de 5 à 20 minutes.

On peut citer l'exemple d'un client qui s'est rendu plusieurs fois dans des cabinets de soins primaires et a consulté plusieurs médecins de famille en raison de signes et de symptômes multiples (troubles somatoformes).

Tout d'abord, assurez-vous que toutes les enquêtes nécessaires sont négatives. Ensuite, vous pouvez commencer à dire :

Vos symptômes (vertiges, engourdissement de tout le corps, sensation de brûlure dans le cuir chevelu, fatigue, etc.) ne semblent pas avoir de fondement organique. Les investigations sont négatives. Toutefois, cela ne signifie pas que vos plaintes (symptômes) ne sont pas réelles et que vous allez bien. Lorsqu'une personne est stressée, elle peut ressentir ces symptômes. Comment vous sentez-vous en ce moment ?

Parlons de votre situation, qu'est-ce qui vous arrive ?

Le client peut répondre de trois façons :

1. Insister pour qu'une maladie physique sous-jacente ne soit pas détectée
2. Le client peut rester préoccupé par les symptômes pénibles et nier le lien entre les événements stressants de la vie et ce qu'il ressent.
3. Le client peut reconnaître un stress actuel ou plusieurs sources de stress dans sa vie.

La règle d'or est de ne pas mettre fin à la consultation en une seule séance, comme c'est le cas pour toute consultation médicale dans la pratique quotidienne, mais plutôt d'être patient, de gagner la confiance du client et de vous permettre, ainsi qu'à ce dernier, de réfléchir à ce qui s'est passé au cours de cette consultation avant la prochaine visite.

Si le client insiste pour qu'on ne découvre pas une maladie sous-jacente, il est inutile de commencer à lui faire la leçon sur votre point de vue, mais il peut être utile de discuter avec lui pour savoir s'il souhaite un deuxième avis ou plutôt organiser une deuxième visite et réexaminer les symptômes et les résultats. Une deuxième approche pourrait être la suivante : "Nous sommes tous les deux d'accord pour dire que vous avez de multiples problèmes qui sont réels et qui vous causent beaucoup d'inconfort et que, par conséquent, vous vous êtes donné beaucoup de mal pour trouver une cause à ces symptômes. Cependant, nous avons des idées différentes sur la cause de ces symptômes. Pouvons-nous nous rencontrer la semaine prochaine pour en discuter plus avant et voir ce que nous pouvons faire ensemble pour améliorer la situation ? "

Lors de la séance suivante, les symptômes du client sont à nouveau discutés et le conseiller propose une explication sur ce qui cause les symptômes du client, tout en se concentrant sur l'exploration des aspects émotionnels et sociaux du client. Au cours des séances suivantes, le client est aidé à reconnaître les sources de stress dans sa vie et la façon dont elles affectent ses sentiments. Plus tard, le client est aidé à exprimer ses émotions et à gérer les problèmes stressants du présent ou du passé.

Conseil pastoral

Le conseil pastoral est une forme unique de conseil qui incorpore un apport spirituel à la compréhension psychologique et à l'utilisation d'une variété de thérapies en fonction du lieu d'origine de cette forme de conseil. Par exemple, les conseillers vivant en Amérique peuvent faire appel à la théologie chrétienne ([4]), tandis que les personnes vivant dans des pays musulmans peuvent faire appel aux enseignements de l'islam. L'objectif ultime du conseil pastoral est d'aider les clients à comprendre leur situation afin de guérir et d'évoluer. Au fil des décennies, l'idée du conseil pastoral a évolué, passant d'une simple rencontre qui consiste à écouter, réconforter et donner de l'espoir à une approche plus sophistiquée. Cela implique l'intégration de la spiritualité dans diverses techniques de conseil telles que le conseil interpersonnel, la psychanalyse et le conseil cognitif[5-s]. La religion ou la spiritualité est utilisée pour expliquer les événements significatifs de la vie du client et s'appuyer sur des exemples de telles rencontres. En voici quelques exemples :

- Gestion de la colère : "Ceux qui dépensent sans compter, que ce soit dans la prospérité ou dans l'adversité, qui maîtrisent la colère et pardonnent aux hommes, car Allah aime les bienfaiteurs" (Saint Coran, Al-Emran verset 134).
- La discorde conjugale : Allah a certes entendu (et accepté) la déclaration de la femme qui te supplie au sujet de son mari et qui porte sa plainte à Allah. Et Allah entend toujours les arguments des deux parties parmi vous, car Allah entend et voit" (Saint Coran -Al-Mujaadila / La femme suppliante - verset 1).
- Trouble post-traumatique : Ceux qui disent, lorsqu'ils sont victimes d'un malheur : "C'est à Allah que nous appartenons, et c'est vers Lui que nous retournerons" (Coran - Al Baqrah, verset 156),
- Le deuil et le chagrin : " Toute âme goûtera à la mort, puis vous serez ramenés à Nous " (Le Saint Coran Al -Ankaboot - verset 57).

Références

[1]Rogers, C. (1980). *A WayOf Being*. Boston : Houghton-Mifflin.

[2]Daniels, Michael. (2005). *L'ombre, le moi, l'esprit : Essais de psychologie transpersonnelle*. Mentions légales Academic

[3]Klerman GF, Weissman MM, Rounsavalle BJ (1984), *Interpersonal Psychotherapy For Depression*. New York, Basic Books,

[4]Woodruff, C. Roy. (2002).*Pastoral Counselling : An American Perspective*. British Journal of Guidance and Counselling 30.1 : 93-101.

[5]Noordman J, Verhaak P, van Dulmen S. (2010).*Discussing Patient's Lifestyle Choices In The Consulting Room : Analysis Of GP-Patient Consultations Between 1975 And 2008*. BMC FamPract ; 11 : 87.

[s]Noordman J, van der Lee I, Nielen M, Vlek H, van der Weijden T, van Dulmen S. (2012). *Do Trained Practice Nurses Apply Motivational Interviewing Techniques In Primary Care Consultations ?* Journal of Clinical Medicine Research;4(6):393-401

CHAPITRE 16

Intervention en cas de crise

Nous vivons actuellement dans un monde rempli de guerres, de catastrophes naturelles, de conflits, d'immigration forcée, de réfugiés, de situations déclenchant des crises et de situations de crise soudaines et inattendues qui sont très répandues.

Examinons les scénarios suivants :

- Vous êtes consultant en gestion de crise dans un centre de soins de santé primaires. La semaine dernière, le centre de santé a été le théâtre d'une agression à l'arme blanche liée à la violence au travail, impliquant le chauffeur du centre de santé et l'un des infirmiers. Le directeur du centre de santé, le responsable de la sécurité, le responsable de la formation et le directeur de l'administration vous ont demandé d'organiser un atelier d'intervention en cas de crise pour l'ensemble du personnel médical, administratif et de sécurité du centre de santé.

- Vous avez été nommé responsable de la psychiatrie dans un nouvel hôpital psychiatrique privé. Au cours du week-end, l'une de vos nouvelles infirmières vous dit qu'elle revient de l'unité gériatrique et qu'un de ses patients est décédé de manière inattendue après avoir reçu une dose d'analgésique qu'elle avait déjà administrée avant son décès. Elle vous dit maintenant qu'elle envisage sérieusement de démissionner et de quitter la profession d'infirmière. De quelle manière l'intervention de crise peut-elle l'aider à faire face, à gagner en confiance et à éviter de démissionner ? Quel type de formation devrait être dispensé aux infirmières et aux médecins pour leur permettre de faire face aux crises de fin de vie et aux morts subites et inattendues ?

- On vous a demandé de voir une femme qui est arrivée dans un camp d'immigrants installé par l'État et les responsables du camp vous l'ont amenée parce qu'elle était agitée, faisait des cauchemars et essayait de prendre une dose mortelle de comprimés de paracétamol pour mettre fin à ses jours, alors qu'elle se souvenait de son calvaire, violée par plusieurs hommes alors qu'elle était retenue en captivité dans son pays déchiré par la guerre. Comment réagiriez-vous face à elle ?

Pour aborder les situations de crise, il faut mettre en place une feuille de route qui soit pratique, efficace et acceptable pour les deux parties, le conseiller et la personne qui a besoin de conseils. Ainsi, le conseiller et le client peuvent envisager les implications de chaque solution proposée (étapes et jalons) et mieux comprendre comment chaque étape est liée à une autre afin de faciliter la réalisation des objectifs et la résolution de la crise. Les conseillers doivent répondre rapidement et avec empathie aux défis présentés par les victimes en état de crise. Ils doivent défendre les intérêts de la victime, être conscients de la charge émotionnelle et psychologique qui pèse sur elle, établir un rapport dès que possible, aider le client à trouver d'autres solutions et méthodes d'adaptation, établir une alliance thérapeutique et donner au client les moyens d'agir en mettant en valeur ses points forts. Mais avant d'en arriver là, le conseiller doit s'assurer de l'urgence de la situation et offrir une aide inconditionnelle et chaleureuse, ce qui permettra d'établir une plateforme pour que les deux parties identifient et désamorcent le problème principal et travaillent ensemble à la réalisation d'objectifs et de tâches réalistes à court terme. L'intervention en situation de crise consiste à identifier les capacités d'adaptation futiles (inadaptées) et à aider le client à les remplacer par des capacités d'adaptation.

Les clients en crise souffrent de détresse, d'instabilité émotionnelle, de dysfonctionnement psychologique et d'incapacité à fonctionner de manière logique et cohérente, il est donc du devoir du conseiller de répondre à ces besoins et d'aider le client à les surmonter. Selon Caplan (1964)[1] , une personne en situation de crise passe par quatre étapes : la première est l'excitation émotionnelle, la deuxième est la perturbation des activités quotidiennes, la troisième est l'échec des mécanismes d'adaptation pour résoudre la crise et la quatrième est la régression vers la dépression ou l'effondrement mental, ou la résolution partielle de la crise par l'utilisation de nouvelles techniques d'adaptation.

Un certain nombre de modèles d'intervention en cas de crise ont été proposés ces dernières années, notamment celui de (Greenstone & Leviton, 2002, Collins & Collins, 2005)[2-3] . Toutefois, il existe un modèle d'intervention en cas de crise qui élargit et développe les modèles précédents, à savoir le **modèle d'intervention en cas de crise en sept étapes de Roberts**[4] :

1. Établir un historique complet de la létalité et des dangers imminents sur le plan biopsychosocial.
2. Établir un rapport, offrir des réponses empathiques et une attitude non culpabilisante.
3. Identifier les problèmes essentiels, y compris les éléments déclencheurs de la crise ;
4. Laissez du temps et de l'espace aux sentiments et aux émotions ;
5. Formuler et explorer des alternatives et de nouveaux mécanismes d'adaptation ;
6. Formuler et convenir d'un plan d'action pour rétablir la fonction
7. Prévoir un suivi comprenant des séances d'habilitation.

Le suivi des clients doit toujours s'accompagner d'un soutien émotionnel et psychologique, et la fréquence de ces séances doit être adaptée aux besoins du client et à la nature de la crise.

Le soutien psychologique et émotionnel joue un rôle essentiel dans la satisfaction des besoins des clients touchés par une crise[5-6]. Ils améliorent la gestion de soi et les mécanismes d'adaptation, réduisent l'anxiété, la dépression et le deuil, permettant ainsi aux clients de se sentir suffisamment bien pour reprendre leurs activités quotidiennes normales, y compris le travail ainsi que les activités sociales et communautaires. Négliger les besoins psychologiques et émotionnels du client exacerbe la situation et peut mettre votre plan en péril. En fin de compte, votre client sera insatisfait et plus enclin à utiliser les services de santé communautaires, à consulter son médecin généraliste et à passer plus de temps à l'hôpital[7] .

Conclusion

Les conseils en cas de crise doivent être prodigués rapidement et répétés chaque fois que cela s'avère nécessaire. L'impact d'une crise sur les personnes varie d'une personne à l'autre en fonction de leur

Le bien-être psychologique, les traits de personnalité, les expériences antérieures, les forces intérieures, les mécanismes d'adaptation, les capacités cognitives, le soutien social, l'ampleur de la crise et le nombre de crises. Pour certains, une crise est l'occasion de se développer et de s'épanouir, tandis que pour d'autres, elle peut conduire à la dépression, au suicide, à la remise en cause des objectifs de vie et à une détérioration rapide du fonctionnement.

Références

Caplan, G. (1964). *Principes de psychiatrie préventive*. New York : Basic Books.

[2]Collins, B. G. et Collins, T. M. (2005). *Crisis And Trauma : Developmental-Ecological Intervention*. Boston : Lahaska Press.

[3]Eaton, Y. et Errol, B. (2000). *The Comprehensive Crisis Intervention Model Of Community Integration, Inc. Crisis Services. Dans A. R. Roberts (Ed.), Crisis Intervention Handbook : Assessment, Treatment, And Research (2nd Ed., Pp. 373-387)*. New York : Oxford University Press.

[4]Roberts, A. R. (2005). *Bridging The Past And Present To The Future Of Crisis Intervention And Crisis Management. Dans A. R. Roberts (Ed.), Crisis Intervention Handbook : Assessment, Treatment, And Research (3e édition, p. 3-34)*. New York : Oxford University Press

[5]Egan, G. (2002). *The Skilled Helper (7e édition)*. Belmont, CA : Wadsworth.

[6]Greenstone, J. L. et Leviton, S. C. (2002). *Elements Of Crisis Intervention : Crises And How To Respond To Them (2e éd.)*. Pacific Grove, CA : Brooks/Cole.

[7]Carlson L, Bultz B. (2004). *Efficacité et compensation des coûts médicaux des interventions psychosociales dans le traitement du cancer : Making The Case For Economic Analyses*. Psycho-Oncology)

CHAPITRE 17

Conseils nutritionnels

Au niveau mondial, la prévalence de l'obésité augmente en raison d'une alimentation riche en calories, d'un mode de vie sédentaire et d'une prédisposition génétique, ce qui a d'énormes conséquences sur une série de maladies telles que les maladies coronariennes, l'hypertension, le diabète de type 2, le cancer[1-3] et les affections liées à la fatigue[4], avec d'énormes ramifications pour la société[5]. Il est établi que même des modifications mineures du régime alimentaire (en augmentant la consommation de fruits et légumes et en réduisant la consommation de graisses) associées à une activité physique réduisent le risque de maladie jusqu'à 50 %[6-8] grâce à la prévention d'un bilan énergétique positif[9].

Le fardeau sociétal de l'obésité, du diabète, des maladies cardiovasculaires et d'autres troubles métaboliques continue de s'alourdir malgré les preuves de plus en plus nombreuses de leurs conséquences négatives à long terme sur l'état de santé, la qualité de vie et la longévité. Les interventions comportementales mises au point pour modifier les comportements liés à la santé sont généralement composées de nombreux éléments et produisent malheureusement des effets limités, comme le montrent de nombreuses méta-analyses[10-11].

Dans le monde entier, de nombreux nutritionnistes et diététiciens qui tentent quotidiennement de réduire l'obésité se heurtent à une grande frustration chez les clients qui fréquentent les cliniques spécialisées dans les maladies non transmissibles, les cliniques spécialisées dans les risques cardiovasculaires et les centres de diététique. Les professionnels de la santé inscrivent généralement leurs clients dans un programme structuré de conseils et d'éducation en collaboration avec les diététiciens. Des années de suivi montrent qu'ils n'ont eu aucun impact. Perdre du poids dans l'environnement contrôlé d'une clinique est une chose, le faire dans le monde réel en est une autre. Bien que la réduction du risque cardiovasculaire semble être une stratégie attrayante et la bonne chose à faire, et qu'il existe de nombreuses preuves que la perte de poids serait bénéfique, le traitement n'en est pas pour autant plus efficace. Pour faire perdre du poids à leurs clients, de nombreux professionnels de la santé utilisent de nombreuses techniques : éduquer, instruire, persuader, conseiller, distribuer des brochures, montrer une cassette vidéo, donner une montre spéciale qui calcule le nombre de pas et l'énergie perdue, organiser des séances de groupe, etc. Malheureusement, plusieurs grandes études ont montré que les régimes amaigrissants augmentent la morbidité et la mortalité. 9 10 Les personnes qui sont poussées ou persuadées de suivre un régime souffrent souvent d'un coût élevé, d'une nourriture désagréable, d'un fonctionnement psychosocial négatif qui peut conduire à la dépression, au retrait social, à la colère et à la frustration, ainsi qu'à la possibilité de troubles alimentaires tels que la boulimie et l'hyperphagie, et d'une faible estime de soi. Les professionnels de la santé doivent traiter le patient et non l'obésité seule. De nombreux patients obèses trouvent du réconfort dans la nourriture, en particulier ceux qui sont stressés, déprimés, soumis à des pressions sociales, qui n'ont pas les moyens d'acheter des aliments sains ou dont les conditions de travail les empêchent de manger des aliments sains. À long terme, ils auront besoin d'aide pour établir des habitudes alimentaires "saines" après des années de régime. Les patients souffrant d'obésité devraient avoir les moyens de faire face aux implications psychologiques, émotionnelles et sociales de leur obésité. De nombreuses études ont mis en évidence la discrimination dans l'admission à l'université, les offres d'emploi, les promotions et l'attribution de traits de personnalité. Les patients souffrant d'obésité sont constamment victimes de préjugés dans le cadre des interactions de routine, des "interrogatoires" des professionnels de la santé et des clients, au cours desquels ces derniers reçoivent des prescriptions diététiques et ne parviennent pas à en tirer profit. Cet échec permanent appelle une audition : soit le traitement est inapproprié, soit le client est défectueux, car il n'adhère pas au traitement approprié. En tant que professionnels de la santé, nous ne sommes pas conscients de notre comportement (manque de réflexion) pour diverses raisons telles que le manque de compétences en matière de communication, le manque de temps, le manque de retour d'information, le manque de formation, le manque d'empathie, etc. En conséquence, nous refusons de nous blâmer, que ce soit consciemment ou inconsciemment, et ce sont nos clients qui sont blâmés et qui doivent absorber les stigmates de l'échec.

Malheureusement, l'éducation ou les conseils traditionnels amènent le client à adopter une position défensive, car nous commençons classiquement par dire "vous devriez perdre du poids si vous voulez contrôler votre diabète, etc. Cette approche paternaliste crée automatiquement une résistance au changement chez le client, surtout s'il n'est pas psychologiquement et émotionnellement prêt à changer[12]. Une façon de changer ce scénario est d'utiliser l'entretien motivationnel (EM), une approche de conseil centrée sur le client et qui lui permet d'explorer ses croyances sur sa santé (et les attributions qui y sont liées), pour finalement le guider vers des solutions auto-générées pour des changements positifs dans ses comportements en matière de santé.[13-14].

La MI est une technique de conseil centrée sur le patient qui fait appel à des compétences spécifiques telles que l'écoute profonde ou réfléchie, la prise de décision partagée, la responsabilisation, le soutien à l'autonomie et l'incitation au changement et au langage de l'engagement[15].

La motivation est un état de préparation ou un désir de changement.

L'entretien motivationnel (EM) est une approche cognitivo-comportementale relativement nouvelle qui permet aux clients d'identifier et de modifier des comportements indésirables ou erronés qui les exposent au risque de développer des problèmes de santé ou des problèmes sociaux, ou qui les empêchent de gérer correctement leur état de santé chronique ou leurs problèmes sociaux. Il s'agit essentiellement d'une thérapie par la parole empathique ou de soutien basée sur les concepts de la thérapie cognitivo-comportementale. Ces concepts ont pour but d'aider le client :

1. de comprendre comment ses pensées influencent ses sentiments et, en fin de compte, son comportement.
2. Reconnaître et mesurer leur réaction émotionnelle au problème.
3. Remettre en question son processus de pensée erroné et rechercher et mettre en œuvre des comportements alternatifs optimaux.

Bien que le concept de l'entretien motivationnel semble valable, pour réussir, le conseiller doit s'assurer que le client est dans le bon état d'esprit pour reconnaître son schéma de pensée et qu'il est prêt à agir, sinon l'entretien motivationnel tombera dans l'oreille d'un sourd, non pas parce qu'il n'est pas efficace, mais plutôt parce que le client n'est pas dans le bon état d'esprit (équilibre) pour accepter le changement et adopter un comportement alternatif. Le conseiller doit être conscient de nombreux problèmes pendant qu'il conseille, y compris les gains secondaires, les problèmes psychologiques, les pressions sociales, etc.

Les stratégies de motivation comprennent huit éléments destinés à accroître le niveau de motivation de la personne à changer un comportement spécifique.

Ces éléments sont les suivants

a. Donner des conseils (sur les comportements spécifiques à modifier).
b. Supprimer les obstacles (souvent liés à l'accès à une aide particulière).
c. Offrir un choix (préciser que si la personne choisit de ne pas changer, c'est son droit et c'est son choix ; le thérapeute est là pour encourager le changement, mais pas pour insister sur le changement).
d. Diminution de la désirabilité (de l'ambivalence à l'égard du changement ou du statu quo).
e. Pratiquer l'empathie.
f. Fournir un retour d'information (de différents points de vue - famille, amis, professionnels de la santé - afin de donner au patient une image complète de sa situation actuelle).
g. Clarifier les objectifs (le retour d'information doit être comparé à une norme (un idéal), et la clarification de l'idéal peut permettre d'atteindre l'objectif).
h. Aide active (par exemple, exprimer sa sollicitude ou faciliter l'orientation d'une personne, autant d'actions qui témoignent d'un réel intérêt à aider la personne à changer).

La plupart des données probantes relatives à la MI proviennent de la littérature sur les dépendances à l'alcool,[16-18], mais elles commencent à être appliquées aux domaines de la gestion des maladies chroniques, lorsqu'il a été démontré qu'elles aident les personnes souffrant de maladies cardiaques à arrêter de fumer et les personnes atteintes de diabète à mieux contrôler leur glycémie[19-21].

L'objectif ultime du conseil en motivation est d'identifier les éléments qui maintiennent les comportements, y compris l'incertitude ou l'ambiguïté concernant le changement, et d'encourager les clients à adopter de nouveaux comportements. Au cours du conseil en motivation, le conseiller accepte le point de vue du client et y réfléchit plutôt que de le remettre en question. En fin de compte, le client se remettra en question en reconnaissant qu'il existe des alternatives à l'état d'ambivalence et au comportement indésirable.

Comment faire ?

Miller et Rollnick ont mis en évidence les huit étapes de l'entretien motivationnel qui assurent la réussite du processus. Ces étapes sont décrites ci-dessous :

1. Établir un rapport
2. Établir l'ordre du jour
3. La préparation au changement
4. Affiner la mise au point
5. Reconnaître l'ambivalence
6. Susciter des déclarations d'auto-motivation
7. Faire face à la résistance
8. Changement d'orientation.

Bien que ces huit concepts soient nécessaires, ils ne peuvent pas être appliqués tels quels à chaque client. En d'autres termes, pour qu'ils puissent être appliqués, ils doivent remplir certaines conditions préalables. Il s'agit notamment d'avoir d'excellentes compétences en matière de communication, d'être sensible aux différences culturelles, de faire preuve d'empathie, de ne pas confronter le client, de fournir un retour d'information constructif et de défendre les intérêts du client.

Établir un rapport

Le client a besoin de temps pour commencer à faire confiance au conseiller, car de nombreux clients peuvent avoir des idées préconçues sur le fait que les conseillers sont des tyrans ou des juges. Il est donc très important de disposer de suffisamment de temps et d'espace pour établir un rapport, en mettant l'accent sur la confidentialité, le respect mutuel, quelles que soient les opinions du client, ainsi que sur la clarté du rôle de chacun. Le rapport est le fondement de la confiance et la confiance est vitale si l'on veut parvenir à un changement positif.

Établir l'ordre du jour

De nombreux professionnels de la santé qui n'ont pas une expérience suffisante en tant que conseillers imposent au client un programme de changement trop important et/ou trop rapide. C'est le client qui doit établir le programme de changement, mais avec un retour d'information constructif de la part du conseiller, y compris les préférences du patient, les priorités et un plan convenu.

Évaluer l'état de préparation au changement

Si un client vient consulter pour un problème d'obésité, par exemple, vous pouvez commencer par lui poser une question simple telle que : "Sur une échelle de 1 à 10, dans quelle mesure êtes-vous déterminé à faire quelque chose pour votre poids ?". Cela vous donnera une idée de son degré de motivation. Par la suite, vous pouvez interpeller le client en douceur (en augmentant l'écart) : Vous avez parlé de 3, c'est plus que 2. Pourquoi pas 4 ? Êtes-vous certain que ce n'est pas 4 ? Qu'est-ce qui vous permet d'en être certain ? L'idée derrière les questions d'approfondissement est de permettre au client de parler d'éventuels obstacles ou de soutien au changement. Les questions d'approfondissement sont une partie essentielle du conseil en motivation car elles permettent de déterminer de nombreux aspects du patient, notamment sa volonté et sa capacité à changer, et il ne faut pas supposer qu'il s'agit d'une seule et même personne. Il est possible d'être capable mais pas désireux ou désireux mais pas prêt, et ainsi de suite.

Accentuer la mise au point

Lors des séances de conseil, les clients apportent avec eux un ensemble d'idées, d'émotions et d'expériences qui peuvent être accablantes tant pour le conseiller que pour le client. Il est donc du devoir du conseiller d'aider le client à identifier le problème sur lequel il doit se concentrer précisément ou ce qu'il veut changer. De nombreux conseillers tentent d'utiliser le "bâton magique", c'est-à-dire qu'ils veulent aborder tous les problèmes en même temps, ce qui augmente les risques d'échec. La règle en tant que conseiller est d'aider le client à décomposer le faisceau de problèmes en éléments gérables, car en période de stress, le client n'est pas en mesure de le faire sans l'aide du conseiller.

Identifier l'ambivalence

De nombreux clients expriment leur ambivalence, un phénomène normal qui se manifeste lorsque le client argumente, n'est pas d'accord, ignore ou nie une déclaration de réflexion ou une demande d'élaboration. L'ambivalence n'est pas un signe que le client est inutile ou difficile, mais une indication qu'il est partagé entre les raisons pour et contre le changement. Vous pouvez refléter ce fait au client en disant : "Il semble que vous soyez confronté à un dilemme entre les avantages et les inconvénients ou de bonnes raisons pour et contre le changement en même temps". Ce faisant, vous envoyez au client un message indirect de "renforcement", indiquant que vous ne portez pas de jugement dans vos observations.

Susciter des déclarations d'auto-motivation

Le conseiller doit saisir toute occasion d'encourager le client à reformuler sa déclaration de manière positive et à souligner ses réussites. Au cours de l'entretien, il convient de demander au client quel pourrait être le meilleur résultat d'une action donnée. Cette technique permet d'encourager le client et l'incite à voir les opportunités et à envisager la réussite. Par exemple, le conseiller peut essayer de modifier la position passive du client lorsqu'il dit "Si seulement je pouvais faire..." et lui demander indirectement de reformuler sa phrase en disant "Je suis déterminé à...".Plus tard, le conseiller écoute attentivement le déroulement de l'interaction et utilise ces rencontres pour résumer et paraphraser ce que le client a dit afin qu'il l'entende plus souvent.

Certains patients peuvent être réservés dans les premières phases de la consultation et manquer de confiance en eux, ce qui les amène à opposer une certaine résistance ("Pour être honnête, je n'irais pas jusqu'à dire déterminé").l Dans ce cas, le conseiller ne confronte pas le client, mais réfléchit et demande des précisions ou une autre paraphrase : Dans ce cas, le conseiller ne confronte pas le client, mais réfléchit et demande des précisions ou une autre paraphrase : "Quel mot utiliseriez-vous à la place de déterminé ?

Résistance à la manipulation

Les conseillers utilisent souvent la réflexion comme un outil puissant pour gérer la résistance. Bien qu'elle puisse sembler simple et directe, la réflexion est généralement exhaustive puisqu'elle implique une écoute approfondie, une attention au langage verbal et non verbal du patient, ainsi qu'une mise en perspective avec le contexte dont parle le client ou avec l'expérience dont il souffre.

Changement d'orientation

Aider les clients à contourner un obstacle peut être un moyen efficace de faire face à la résistance. Un conseiller confronté à la résistance d'un client est comme un canoë poussé en eaux vives. Le conseiller ne doit pas pagayer à contre-courant, car il se fatiguera et le courant finira par suivre son propre chemin. De même, dans le cadre d'un entretien motivationnel, le conseiller ne doit pas se disputer avec ses clients, mais plutôt utiliser son énergie pour orienter l'interaction.

Bien que William R. Miller, le fondateur du MI, ait proposé que la résistance du client soit en fait le produit final d'une interaction défectueuse de la part du conseiller qui a utilisé une technique d'entretien conflictuelle, cet argument simplifie à l'excès l'interaction de deux êtres humains différents dans leurs émotions, leur constitution psychologique, leur milieu social, etc.

De nombreuses études dans la littérature ont montré des résultats prometteurs lorsque l'entretien motivationnel a été appliqué aux programmes de gestion du poids, y compris aux participants des communautés défavorisées[20] , à la condition physique et au profil lipidique[21] ,au contrôle et à la prévention de l'hypertension artérielle[22-23] .

Cependant, les résultats ne sont pas toujours positifs. Une étude ciblant 35 étudiants américains obèses après 3 mois n'a montré aucune amélioration[24] . Une deuxième étude a eu le même impact sur l'IMC et les étapes du changement qu'une thérapie de relaxation combinée à un programme d'aérobic[25] . En outre, l'entretien motivationnel combiné à un programme de perte de poids comportemental pour 22 femmes afro-américaines en surpoids n'a pas permis d'améliorer la perte de poids et l'alimentation saine par rapport à des séances de relaxation ou d'éducation à la santé[25] .

Alors pourquoi les Pays-Bas échouent-ils à certains moments et réussissent-ils à d'autres ?

Heureusement, les partisans des différents styles de conseil, y compris l'entretien motivationnel, parlent de ce style particulier comme s'il pouvait être appliqué à tout le monde et que des résultats positifs étaient garantis, en particulier lorsque leurs arguments sont étayés par des chiffres "statistiquement significatifs" figurant dans des articles ici et là. Les êtres humains sont des créatures uniques avec des émotions, un sentiment d'efficacité personnelle, un ensemble de valeurs, des croyances en matière de soins de santé, un processus de réflexion, un faible coût de contrôle, une perception de la menace et des gains qui leur sont propres. En conclusion, l'AML est un autre outil utile que les conseillers peuvent utiliser pour sélectionner leurs clients, et non seulement cela, mais la personne qui effectue l'AML et la durée de l'AML ont également leur importance.

Références

[1]Wild SH, Byrne CD. (2006). *ABC de l'obésité. Risk Factors For Diabetes And Coronary Heart Disease*. Brit Med J ; 11:1009-11.

[2]Wilson PW, D'Agostino RB, Sullivan L, Parise H, Kannel WB. (2002). *Overweight And Obesity As Determinants Of Cardiovascular Risk : The Framingham Experience (Surpoids et obésité en tant que déterminants du risque cardiovasculaire : l'expérience de Framingham)*. Arch Intern Med ; 162:1867-72.

[3]Mcmillan DC, Sattar N, McArdle CS. (2006). *ABC de l'obésité. Obesity and cancer*. Brit Med J333:1109-11.

[4]Taylor AH, Dorn L. (2006). *Effets de l'inactivité physique sur le stress, la fatigue, la santé et le risque d'accident de la route*. Annu Rev Public Health;27:371-91

[5]Avenell A, Broom J, Brown TJ, Poobalan A, Aucott L, Stearns SC, Smith WC, Jung T, Campbell MK, Grant AM (2004). *Revue systématique des effets à long terme et des conséquences économiques des traitements de l'obésité et implications pour l'amélioration de la santé*. Health Technol Assess8:1-182.

Département de la santé. Au moins cinq par semaine : preuves de l'impact de l'activité physique et de sa relation avec la santé. Rapport du médecin-chef. Londres : The Stationery Office ; 2004.

[7]Jakicic JM, Otto AD. (2006). *Traitement et prévention de l'obésité : Quel est le rôle de l'exercice ?* Nutr Rev;64:S57-61

[8]Resnicow K, Vaughan R. (2006). *Une vision chaotique du changement de comportement : Un saut quantique pour la promotion de la santé*. IntJ BehavNutrPhys Act;12:3-25.

[9]Hill JO. (2006). *Comprendre et traiter l'épidémie d'obésité : An Energy Balance Perspective*. Endocr Rev;27:750-61.

[10]Institut national pour la santé et l'excellence clinique (NICE). (2007). *Changement de comportement au niveau de la population, de la communauté et de l'individu*. Public health programme guidance. Londres, NICE.

[11]Grimshaw, J. M., Thomas, R.E., MacLennan, G., Fraser, C., Ramsay, C. R., Vale, L., et al. (2004). *Effectiveness And Efficiency Of Guideline Dissemination And Implementation Strategies (Efficacité et efficience des stratégies de diffusion et de mise en œuvre des lignes directrices)*. Health Technology Assessment, 204(8),

[12]Britt E, Hudson SM, Blampied NM. (2004). *Motivational Interviewing In Health Settings : A Review*. Patient EducCouns;53:147-55.

[13]Miller W, Rollnick S. (2002). *Motivational Interviewing : Preparing People To Change*. New York : Guildford Press

[14]Little P, Everitt H, Williamson I. (2001). *Préférences des patients pour une approche centrée sur le patient en matière de consultation dans les soins primaires : Observational Study*. Brit Med J;322:1-7.

[15] Knight KM, McGowan L, Dickens C, Bundy C. (2006).*A Systematic Review Of Motivational Interviewing In Physical Health Care Settings*. Brit J Health Psychol ; 11:319-32.

[16]Resnicow, K., McMaster, F., Bocian, A., Harris, D., Zhou, Y., Snetselaar, L., & Hollinger, D. (2015). *Motivational Interviewing And Dietary Counseling For Obesity In Primary Care (Entretien motivationnel et conseils diététiques pour l'obésité en soins primaires) : An RCT*. Pediatrics, 135(4), 649-657.

[17]Burke BL, Arkowitz H, Menchola M. (2003). *L'efficacité de l'entretien motivationnel : A Meta-Analysis Of Controlled Clinical Trials*. J Consult Clin Psychol;71:843-61

[18]Dunn C, Deroo L, Rivara FP (2001), *The Use Of Brief Interventions Adapted From Motivational Interviewing Across Behavioural Domains : A Systematic Review*. Addiction;96:1725-42

[19]Jones H, Edwards L, Vallis TM, Ruggiero L, Rossi SR, Rossi JS, et al (1999). *Findings Of A Pilot Study Of Motivational Interviewing With Pregnant Drinkers*. J Stud Alcohol;60:285-7

[20]Hardcastle S, Blake N, Hagger MS. (2012). *The Effectiveness Of A Motivational Interviewing Primary-Care Based Intervention on Physical Activity And Predictors Of Change In A Disadvantaged Community (L'efficacité d'une intervention basée sur l'entretien motivationnel en soins primaires sur l'activité physique et les prédicteurs de changement dans une communauté défavorisée)*. J Behav Med ; 35 : 318-333.

[21]Anshel MH, Kang M. (2007). *An Outcome-Based Action Study On Changes In Fitness, Blood Lipids, And Exercise Adherence, Using The Disconnected Values (Intervention) Model*. Behav Med ; 33 : 85-100.

[22]Navidian A, Abedi M, Baghban I, Fatehizadeh M, Poursharifi H. (2012). *Effet de l'entretien motivationnel sur la pression artérielle des référents souffrant d'hypertension*. Kowsar Med J ; 15 : 115-121

[23]Ogedegbe G, Chaplin W, Schoenthaler A et al (2008). *A Practice-Based Trial Of Motivational Interviewing And Adherence In Hypertensive African Americans (Essai basé sur la pratique de l'entretien motivationnel et de l'observance chez les Afro-Américains hypertendus)*. Am J Hypertension ; 21 : 1137-1143.

[24]Buscemi J, Yurasek A, Debbhardt A, Martens M, Murphy J. (2012). *A Randomised Trial Of A Brief Intervention For Obesity In College Students (Essai randomisé d'une intervention brève pour lutter contre l'obésité chez les étudiants)*. ClinObes ; 1 : 131-140.

[25]Schelling S, Munsch S, Meyer AH, Newark P, Biedert E, Margraf J. (2009). *Increasing The Motivation For Physical Activity In Obese Patients (Augmenter la motivation pour l'activité physique chez les patients obèses)*. Int J Eat Disord ; 42 : 130-138.

[26]Befort CA,Nollen N, Ellerbeck EF, Sullivan DK,Thomas JL,Ahluwalia JS. (2008*). Motivational Interviewing Fails To Improve Outcomes Of A Behavioral Weight Loss Program For Obese African American Women (L'entretien motivationnel n'améliore pas les résultats d'un programme comportemental de perte de poids pour les femmes afro-américaines obèses) : A Pilot Randomized Trial*. J Behav Med ; 31 : 367-377.

[27]West DS, Gorin AA, Subak LL et al (2011). *A Motivation-Focused Weight Loss Maintenance Program Is An Effective Alternative To A Skill-Based Approach (Un programme de maintien de la perte de poids axé sur la motivation est une alternative efficace à une approche basée sur les compétences)*. Int J Obes (Lond) ; 35 : 259269.

CHAPITRE 18

L'importance du conseil par les pairs

Les pairs ont des points de vue particuliers sur le conseil que les professionnels n'ont pas forcément. Il est peu probable qu'un conseiller professionnel comprenne parfaitement la vie d'un toxicomane ou d'une femme battue de la même manière qu'un pair. Les pairs peuvent être mieux placés pour faire preuve d'empathie et porter moins de jugement sur la situation. Le conseil par les pairs est par nature gratuit, ce qui peut placer les deux parties sur un pied d'égalité (partage du pouvoir), la relation étant caractérisée par l'égalité, l'absence de jugement, l'acceptation et la considération positive.

Que peuvent apporter les pairs ?

Les conseillers pairs partagent avec leurs clients une compréhension commune des sentiments et des expériences humaines fondamentales. Ce sont ces expériences qui font d'eux des pairs. Le pair a des expériences uniques partagées par le client. Les pairs partagent des expériences qui sont propres au groupe de personnes identifiées pour le conseil. Il peut s'agir d'une victime de viol, d'un survivant du cancer, d'une infirmière épuisée qui tente de se suicider ; ces expériences sont uniques et le conseil par les pairs peut être mieux adapté pour traiter ces cas.

Bien que les pairs apportent une expérience humaine de base plutôt qu'un rôle professionnel, il arrive que ce professionnel soit aussi un pair. Grâce aux expériences partagées, la compréhension et la confiance s'installent plus facilement entre les deux parties.

Que peuvent faire les pairs ?

D'une manière générale, les poires offrent compréhension et soutien aux clients en détresse en les aidant à explorer leur problème et en facilitant le processus d'exploration par le client sans intervention directe, conseil ou orientation. De cette manière, le client est habilité à prendre des mesures pour lui-même plutôt que d'être passif.

Le danger est que, lorsque les conseillers pairs prennent les devants et commencent à donner des conseils ou des orientations, le message masqué est que le client n'est pas capable de résoudre ses propres problèmes. Cela se produit généralement lorsque le conseiller est occupé, qu'il prend pour acquis la détresse émotionnelle et psychologique du client et qu'il adopte une attitude paternaliste. Parmi les caractéristiques du conseil par les pairs, on peut citer l'utilisation d'une psychothérapie non directive dans laquelle le client est la force motrice, qui se déroule dans une atmosphère détendue et non clinique, et qui est considérée comme du bénévolat.

Les conseillers pairs par rapport aux conseillers professionnels.

La principale caractéristique des conseillers pairs par rapport à leurs clients est qu'ils partagent certaines caractéristiques communes. En outre, les conseillers pairs ont tendance à faire preuve de plus d'empathie que les conseillers professionnels, simplement parce qu'ils vivent la même situation plutôt que de la regarder de l'extérieur, comme s'ils étaient ensemble dans un "creuset".Le conseiller pair est dans une position unique puisqu'il est en relation avec le client dans trois ou quatre domaines, à savoir social, émotionnel, psychologique et même spirituel.Néanmoins, le conseiller pair doit veiller, tout au long du processus de conseil, à ne pas assumer un rôle professionnel lorsqu'il conseille son pair, sinon ce lien et ce sentiment d'appartenance sont compromis. De même, comme les autres conseillers professionnels, le conseiller ne doit pas être une personne obsédée par le contrôle des autres, car cela peut créer de nombreux problèmes pour le client, notamment la dépendance d'une part et l'abandon du processus de conseil d'autre part. De nombreuses études dans la littérature ont montré que les conseillers pairs sont aussi efficaces, voire plus efficaces, que les professionnels. De nombreuses études indiquent que les pairs sont aussi efficaces, voire plus efficaces, que les professionnels.[1,2]

Les gens acceptent et agissent rarement sur la base des conseils d'autrui, et suivent généralement leur propre intuition et proposent des solutions qu'ils trouvent en eux-mêmes, en particulier lorsqu'ils comprennent parfaitement les conséquences des solutions/actions qu'ils ont planifiées.Dans le même temps, le conseiller ne se contente pas d'écouter, d'accepter et de fournir une justification et de l'empathie, mais il éduque également, même s'il peut explorer avec le client où se trouve l'objectif, il ne dit pas au client comment l'atteindre afin qu'il cherche sa propre solution ou action. De cette façon, le client grandit, développe sa confiance en soi et, dans le même temps, le conseiller évite d'être blâmé pour le conseil s'il ne fonctionne pas.

Conseil par les pairs

Médecins leur bien-être et leur stress

Au Royaume-Uni, les professionnels de la santé souffrent d'un niveau de stress élevé, de l'ordre de 28 %, contre 18 % pour la population générale. Les organisations de santé et autres ont finalement réalisé que le stress est coûteux en termes d'argent, d'absence au travail, de litiges médicaux et de réduction de la qualité des soins[3] . En effet, les professionnels de la santé stressés ont tendance à commettre plus d'erreurs médicales que ceux qui ont un sentiment de bien-être élevé[4] . Le stress et les problèmes qui y sont associés sont liés à l'individu et au lieu de travail. Les facteurs individuels peuvent être liés aux traits de personnalité, au processus de réflexion, aux mécanismes d'adaptation, au fait d'être trop critique envers soi-même au lieu d'être réfléchi, au manque de soutien familial et social ; ou ils peuvent être liés au travail, comme les longues heures de travail, le manque de sommeil, l'épuisement professionnel (défini comme l'épuisement des forces physiques ou émotionnelles en raison d'un stress ou d'une frustration prolongés), la mauvaise gestion de l'entreprise, le manque de communication et de travail en réseau, ainsi que le manque d'esprit d'équipe.

Faire des erreurs est un facteur de stress majeur pour les professionnels de la santé, en particulier les médecins et les infirmières, en raison de ses ramifications qui incluent, sans s'y limiter, le patient, la famille, les collègues et la publicité tapageuse qui l'entoure. La misère qui peut s'ensuivre, à moins que ces erreurs médicales ne soient transformées en véritables opportunités d'apprentissage, peut accompagner les prestataires de soins de santé tout au long de leur vie[5] .

Les clients (professionnels de la santé) peuvent dire qu'ils sont en train de s'épuiser, ce qui signifie qu'ils sont désillusionnés, "trop sollicités". Ils peuvent commencer à croire que la profession n'est plus attrayante et qu'ils sont dépassés. Ils peuvent également se sentir "épuisés", ne pas réussir à se concentrer, être constamment irritables, anxieux et avoir le moral en berne. Les manifestations physiques peuvent inclure, sans s'y limiter, des spasmes musculaires, des céphalées de tension, de l'hypertension, de l'insomnie, des signes et symptômes respiratoires et gastro-intestinaux.

Les études sur le lien entre la personnalité et l'épuisement professionnel ont été peu nombreuses et plutôt fragmentées, mais l'extraversion et le neuroticisme semblent être les facteurs prédictifs les plus cohérents de l'épuisement professionnel. Une tendance à sous-estimer ses propres performances[6] et une tendance à réagir par des sentiments forts et l'autocritique dans des situations stressantes[7] sont associées à une plus grande susceptibilité au burnout chez les clients ayant un niveau élevé de neuroticisme. La tendance à s'engager dans des relations personnelles intenses chez les extravertis peut contrecarrer la dépersonnalisation, tandis que leur confiance en soi et leur optimisme[8] s'expriment par un sentiment accru d'accomplissement personnel. En outre, les mécanismes d'adaptation inadaptés aux incidents stressants de l'environnement de travail prédisposent les clients présentant un niveau élevé de névrosisme à être plus vulnérables à l'épuisement professionnel.

Les collègues qui demandent de l'aide à leurs conseillers en soins de santé sont généralement stigmatisés, surtout lorsqu'il s'agit de demander de l'aide à un spécialiste de la santé mentale. Tout simplement, comme les gens ordinaires qui ne veulent pas que leur voisin ou même les membres de leur famille proche le sachent, les professionnels de la santé ne veulent pas non plus que leurs collègues sachent qu'ils cherchent de l'aide pour un problème personnel et stressant.[9] .

Références

[1]Harris, Gregory, Larsen, Denise, (2007).*HIV Peer CounsellingAnd Development Of Hope : Perspectives From Peer Counsellors And Peer Counselling Recipients.* AIDS Patient Care and STDs, 21,843-859.

[2]Christensen, A.F., et Jacobson, N., (1994) *Who (Or What) Can Do Psychotherapy : The Status And Challenge Of Nonprofessional Therapist.* Psychological Science, 5, 8-14.

[3]Firth-Cozens J. (2001). *Interventions visant à améliorer le bien-être des médecins et les soins aux patients.* SocSci Med;52:215-22.

[4]Jones JW, Barge, BN, Steffy BD, Fay LM, Kunz LK, et al (1988). *Stress And Medical Malpractice : Organizational Risk AssessmentAnd Intervention.* J Applied Psychol;4:727-35.

[5]Mizrahi, T. (1984). *Managing Medical Mistakes : Ideology, Insularity And Accountability Among Internists In Training.* SocSci Med:19;135-46.

[5]Eysenck, H. J. (1947). *Dimensions of Personality.* Londres : Hunt, Barnard, and Co.

[7]Bolger, N. (1990). *Coping As A Personality Process : A Prospective Study.* Journal of Personality and Social Psychology, 59, 525-5

[8]Costa, P. T., Jr. et McCrae, R. R. (1992). *Manuel professionnel du NEO Personality Inventory (NEO-PIR) et du NEO Five Factor Inventory (NEO-FFI) révisés.* Odessa, FL : Psychological Assessment Resources.37.

[9]Vogel, D. L., Wade, N. G. et Ascheman, P. L. (2009). *Measuring Perceptions Of Stigmatization By Others For Seeking Psychological Help : Reliability And Validity Of A New Stigma Scale With College Students.*Journal of Counseling Psychology, 56, 301-308. doi:IO.l037/aOOI4903

CHAPITRE 19

L'auto-conseil

"Suis-je en sécurité ?"

Les êtres humains sont des conseillers auto-guérisseurs qui analysent, assemblent et reformulent les données intérieures et extérieures (émotions et pensées) sur une base quotidienne continue, développant ainsi leurs propres mécanismes et comportements d'auto-ajustement.

Dans ses écrits, Carl Rogers (1961)[1-2] affirme que l'être humain possède une pulsion fondamentale, qu'il nomme "tendance à l'épanouissement personnel". Il s'agit d'une tendance inhérente qui stimule les clients à réaliser leur potentiel et à devenir des individus à part entière. Il affirme que le voyage vers l'accomplissement de soi par le biais d'une conscience de soi en constante évolution est bénéfique non seulement pour le conseiller, mais aussi pour le client.

Atkinson, 20 06[3] est allé plus loin en suggérant qu'elle fasse partie intégrante des exigences de formation des psychologues-conseils.

Les professionnels de la santé peuvent inconsciemment croire qu'ils sont psychologiquement aptes (immunisés) à s'occuper de clients en difficulté. Cela peut provenir de leur formation initiale où, par exemple, les médecins hospitaliers (internistes et chirurgiens) sont considérés comme des figures parentales détenant les solutions à tous les problèmes auxquels sont confrontés leurs patients et, au fil du temps, les étudiants commencent à croire en leur capacité et s'enveloppent dans la notion de "non vulnérabilité".

Cette conscience exagérée de soi les accompagne tout au long de leur carrière jusqu'à ce qu'un événement marquant de la vie survienne et qu'ils réalisent qu'ils sont fragiles, non immunisés et qu'ils ont eux aussi besoin d'aide. Comme leurs clients, les conseillers peuvent souffrir d'épuisement professionnel, d'une faible estime de soi, de désillusions, de litiges médico-légaux, d'anxiété, de dépression, de dépendance à l'alcool et aux drogues, de crises et de pertes. Parmi les autres signes avant-coureurs, citons le manque d'énergie, l'irritabilité, les problèmes professionnels et familiaux et la perte du sens de l'humour.

Comment un conseiller peut-il se conseiller lui-même ?

La première étape est la conscience de soi, qui peut être améliorée chez les conseillers qui réfléchissent non seulement à leur interaction avec leurs clients, mais aussi à leur propre vie, y compris leur vie physique, psychologique et spirituelle. Dans un emploi du temps quotidien chargé et avec tant de demandes dans notre système de santé, notre famille et nos exigences sociales, on peut se perdre ou ignorer les signes avant-coureurs jusqu'à ce que les problèmes commencent à s'accumuler et qu'il soit trop tard pour que nos mécanismes de protection puissent gérer la situation.

Les signes avant-coureurs peuvent inclure, sans s'y limiter, l'irritabilité, la passivité, le retard dans la formation professionnelle continue, les désaccords professionnels et familiaux, l'épuisement, les symptômes psychosomatiques et les mauvaises performances, y compris l'abandon des clients. Les conseillers doivent donc veiller en permanence à maintenir l'équilibre dans leur vie - l'équilibre entre le travail et les loisirs, l'accomplissement des missions et les périodes de repos".

Des stratégies simples permettent de maintenir l'équilibre : s'hydrater suffisamment, avoir une alimentation saine, socialiser et faire de l'exercice.

Les activités de gestion comprennent également le maintien d'un nombre fixe de clients, l'évitement des réservations excessives, le maintien de limites, y compris l'interdiction de faire des visites à domicile en dehors du bureau. En principe, ils doivent appliquer le premier principe de la situation de survie : "Suis-je en sécurité ?" avant d'aider les autres. Cela s'applique tout particulièrement aux conseillers qui doivent préserver leur santé, leur bien-être, leur cohérence et leur intégrité afin d'offrir une intervention thérapeutique efficace. Ils ne doivent pas faire passer leurs clients avant eux-mêmes et leur famille.

Les conseillers apprennent tout au long de leur formation à être "centrés sur le client" et à être "empathiques". Ces valeurs, bien qu'essentielles pour le bien-être du client, sont également vitales pour le conseiller et nous ne devons pas nous "dissoudre" dans le processus de conseil au point d'avoir besoin non seulement d'auto-conseil, mais aussi d'aide de la part de nos pairs et d'une aide extérieure. L'auto-conseil vous emmène dans un voyage de réalisation de soi en examinant vos propres émotions, pensées et comportements.

L'une des méthodes qui peut s'avérer utile en tant que stratégie de conseil dans le cadre de l'auto-conseil est le conseil cognitif, en particulier avec l'utilisation de cartes routières ou de cartes-guides.

Références

[1]Adams PJ, Powell A, McCormick R, Paton-Simpson G. (1997). *Incentives For General Practiioners To Provide Brief Interventions For Alcohol Problems*. NZ Med J ; 110 : 291-294.

[2]Bruce N, Burnett S. (1991). *Prévention des maladies liées au mode de vie : General Practitioners' Views About Their Role, Effectiveness And Resources.* FamPract 1991 ; 8(4) : 373

[3]Coulter A, Schofield T. (1991). Prevention in general practice : the views of doctors in the Oxford region. Br J Gen Pract ; 41 : 140-143.

CHAPITRE 20

Dépression postnatale

La maternité s'accompagne d'une série d'émotions fortes qui sont généralement perçues comme gratifiantes. Cependant, il s'agit également d'une période de transition, de nouveaux rôles et de nouvelles responsabilités, qui a été associée à des caractéristiques de maladie mentale, la plus courante étant la dépression. Dans sa forme la plus légère, le blues du post-partum est plus fréquent qu'il ne l'est, puisqu'il touche jusqu'à 70 % des femmes au cours des deux premières semaines de la période post-partum. La dépression postnatale est légèrement moins fréquente et touche environ 10 à 15 % des nouvelles mères, tandis que la psychose postnatale est la moins fréquente, avec une prévalence d'environ 1 sur 1000[1] . Ce chapitre se concentre sur la dépression postnatale, également appelée dépression du post-partum.

La dépression postnatale survient souvent au cours du premier ou des deux premiers mois suivant l'accouchement, bien que les symptômes puissent se manifester à tout moment au cours de la première année suivant la naissance du bébé. Chez environ un tiers des femmes, les symptômes apparaissent au cours du dernier trimestre de la grossesse et persistent après l'accouchement.

Les symptômes de la dépression postnatale sont similaires à ceux de la dépression à tout autre moment, à l'exception du lien avec l'accouchement. Ils comprennent

- Symptômes biologiques tels que troubles du sommeil, perte d'appétit, perte de poids, léthargie,
- Humeur maussade, variation diurne où l'humeur tend à empirer le matin et à s'améliorer le soir, épisodes de larmes, pleurs non provoqués et excessifs. Irritabilité et sentiment d'anxiété.
- Manque d'énergie et de motivation pour accomplir les activités habituelles, perte de la sensation de plaisir dans l'accomplissement de tâches qui étaient normalement perçues comme agréables. Perte du désir ou de l'intérêt sexuel.
- Incapacité à se concentrer ou à prendre des décisions, associée à une faible estime de soi
- Sentiments de culpabilité, d'échec en tant que mère et perte de confiance en soi.
- Sentiment d'être submergé par le bébé, d'être incapable de s'en occuper ou de tisser des liens avec lui, sentiment de désespoir et d'inutilité
- Isolement social, éloignement de la famille et des amis,
- Les pensées négatives à l'égard de soi-même, de l'environnement et des autres peuvent donner lieu à des sentiments d'inadéquation, qui se traduisent par des souhaits de mort, voire des pensées suicidaires.
- Dans les cas les plus graves, des hallucinations et des délires peuvent apparaître, la femme entendant des voix souvent désobligeantes et ayant de fausses croyances sur elle-même et sur le bébé qui ne correspondent pas à la réalité, ce qui lui permet de développer certaines caractéristiques de la psychose postnatale. Le risque de blesser le bébé ou de le tuer peut être considérablement élevé dans ces situations.

Il est important de comprendre que, bien que l'accent soit toujours mis sur la dépression postnatale chez la mère, les symptômes apparaissent chez environ 10 % des hommes pendant la période périnatale. Chez les pères, la dépression est souvent associée aux symptômes de la partenaire, à une relation qui ne les soutient pas, à l'adaptation à la nouvelle vie de père et à des facteurs de stress financier.

Facteurs de risque

De nombreuses causes ont été associées à l'apparition de la dépression postnatale. On pense généralement que cette maladie est due à de multiples facteurs plutôt qu'à une cause unique. Les facteurs de risque de dépression postnatale les plus connus sont les antécédents de dépression ou de troubles anxieux chez la mère, la dépression ou l'anxiété pendant la grossesse, les événements stressants de la vie pendant la grossesse et l'absence ou le manque de soutien social. Les complications obstétricales, les difficultés relationnelles avec le partenaire et le statut socio-économique sont des facteurs moins prédictifs. Les préoccupations concernant la garde des enfants et les ressources financières augmentent le risque de développer les symptômes. Le tempérament du nourrisson a également été associé, notamment le fait d'avoir un enfant souffrant de coliques ou de problèmes physiques ou mentaux.

L'impact des changements hormonaux pendant la grossesse et la période postnatale a fait l'objet de débats. La littérature suggère que la chute des œstrogènes après l'accouchement affecte les niveaux d'enzymes appelées Monoamine oxydases, qui contribuent aux symptômes de la dépression, en particulier pendant la période postnatale[2,3].

Impact sur le développement de l'enfant

La mère est, dans la plupart des cas, le principal environnement du nourrisson au cours des premiers mois de sa vie. La dépression maternelle au cours de cette période critique du développement de l'enfant a été associée à des effets cognitifs, neurologiques et émotionnels néfastes pour l'enfant. Il peut s'agir d'effets directs du trouble, d'effets indirects dus à la dépression qui affecte la relation mère-enfant et les compétences parentales, ou d'un facteur commun tel que l'adversité socio-économique, qui constitue un facteur de risque pour les deux.

La dépression altère la capacité de la mère à s'occuper de son enfant et à s'engager avec lui dans une interaction sociale positive. Il a été démontré que les mères dépressives stimulent moins leur enfant, ont moins d'interactions faciales et ont un toucher plus fonctionnel qu'affectueux. Par conséquent, les enfants de mères dépressives présentent un développement cognitif et moteur plus lent pour l'âge prévu à 1 an. Ces enfants se montrent moins concentrés et moins interactifs avec les autres. La recherche a également mis en évidence un attachement insécurisé chez les enfants de mères dépressives. Ils sont plus susceptibles d'avoir des problèmes d'alimentation et de sommeil, un retard de langage et un trouble déficitaire de l'attention avec hyperactivité (TDAH).

Traitement

Le traitement commence par la détection. Plus les symptômes sont détectés tôt, moins ils auront d'impact sur la relation mère-bébé et meilleur sera le pronostic. Souvent, les mères ne se rendent pas compte qu'elles présentent les symptômes, et c'est leur entourage qui prend conscience de la présentation et conseille de chercher de l'aide.

Les cliniques postnatales constituent la meilleure occasion de dépister les symptômes. Des instruments de dépistage simples sont souvent utilisés pour détecter la possibilité d'une dépression postnatale et orienter les patients en conséquence.

Le traitement dépend de l'intensité des symptômes. Le blues postnatal ne nécessite aucune intervention professionnelle, si ce n'est un soutien social. Les symptômes s'estompent en l'espace de quelques jours à quelques semaines. À l'autre extrême de la symptomatologie, la psychose postnatale nécessite une intervention médicale, avec des antidépresseurs et des antipsychotiques, et parfois une thérapie électroconvulsive (ECT).

La dépression postnatale peut souvent être traitée par une psychothérapie seule. Cette thérapie peut être dispensée par un visiteur de santé formé au conseil, et est plus accessible dans les établissements de soins de santé primaires. Des médicaments peuvent être nécessaires dans certains cas. Il convient de trouver un équilibre avec le désir d'allaiter et la mère doit être informée du profil de sécurité des différents antidépresseurs disponibles pour l'allaitement. Il est conseillé aux mères de demander de l'aide et de l'accepter lorsqu'elle leur est proposée. Le fait d'avoir des attentes réalistes permet à la mère d'exercer moins de pression sur elle-même pour que tout soit parfait. Les mères doivent avoir une vie équilibrée, en se concentrant sur leur alimentation et leur activité physique. Le fait de parler aux autres et de partager ses expériences apporte un soulagement important.

Références

[1]Kym Spring Thompson, Judith E Fox. (2010).*Post-Partum Depression : Une approche globale de l'évaluation et du traitement*. Ment Health Fam Med. Dec ; 7(4) : 249-257.

[2]D. Stewart et al. (2003). *Postpartum Depression : Literature Review Of Risk Factors And Interventions*. Toronto Public Health

[3]Sacher, J. et al (2010). *Elevated Brain Monoamine Oxidase A Binding In The Early Postpartum Period*. The Archives of General Psychiatry, Vol. 67, pp. 468-74.

[4]LYNNE MURRAY, PETER J COOPER. *Effects Of Postnatal Depression On Infant Development (Effets de la dépression postnatale sur le développement du nourrisson)*. Archives OfDisease In Childhood. Volume 77 issue 2

[5]Amudha S. Poobalan, Lorna S. Aucott, Louise Ross, W. Cairns. S. Smith, Peter J. Helms, Justin H. G. Williams. (2007). *Effets du traitement de la dépression postnatale sur l'interaction mère-nourrisson et le développement de l'enfant : Systematic Review*. The British Journal of Psychiatry, 191 (5) 378-386.

[6]James F. Paulson ; Sharnail D. Bazemore. (2010). *Prenatal And Postpartum DepressionIn Fathers And Its Association With Maternal Depression, A Meta-Analysis*. JAMA.303(19):1961-1969.

CHAPITRE 21

Autisme

SILENCE VOLONTAIRE (exemple de l'autisme - mieux vaut prévenir que guérir)

De nos jours, de nombreux enfants sont diagnostiqués à tort comme étant atteints d'autisme, tout simplement parce qu'il ne s'agit pas d'une maladie uniforme, mais plutôt d'un spectre de troubles dont la gravité et les symptômes varient, et dont l'étiologie et l'histoire naturelle peuvent être différentes. Au cours des dernières décennies, il est devenu de plus en plus évident que certaines des maladies chroniques les plus courantes dans les pays industrialisés - notamment le diabète, l'obésité, le cancer, les troubles cardiovasculaires et divers troubles neurologiques - ont des étiologies complexes qui impliquent une variété de facteurs génétiques et environnementaux interagissant de manière complexe pour produire les phénotypes de la maladie. Malheureusement, ces interactions développementales sont extrêmement difficiles à étudier, ce qui pose de nombreux défis aux scientifiques qui tentent de comprendre, de diagnostiquer et de traiter ces maladies. Un bon exemple est celui des troubles du spectre autistique (TSA), un syndrome neurobiologique et comportemental qui comprend de multiples sous-types.

L'autisme est défini comme un trouble envahissant du développement ("TED") de l'enfance, caractérisé par des anomalies dans[1] l'interaction sociale[2] , la communication, le langage, le jeu imaginatif et[3-4] toute une série d'activités. Et des intérêts[5] . La prévalence de l'autisme augmente particulièrement dans les pays riches, y compris les pays riches en pétrole du Moyen-Orient, de l'Europe et des États-Unis d'Amérique.

La prévalence de l'autisme aux États-Unis est actuellement d'environ 1 enfant sur 150[6] . L'autisme est quatre fois plus élevé chez les garçons que chez les filles[7] . L'autisme représente un fardeau catastrophique pour les familles, les communautés, les établissements de santé et d'enseignement, ainsi que pour l'économie des nations. Chaque année, les nouveaux diagnostics coûteront aux États-Unis 35 milliards de dollars sur la durée de vie des patients.[8]

Bien qu'il existe une composante génétique forte et sans ambiguïté qui pourrait expliquer 80 à 90 % du risque d'autisme[2] . Cependant, il n'y a pas d'allèle génétique primaire spécifique qui cause l'autisme, mais plutôt de multiples variantes génétiques différentes qui augmentent le risque d'autisme[3] .

Les chercheurs confrontés à l'augmentation considérable de l'incidence de l'autisme aux États-Unis ont qualifié la situation d'"épidémie". Cette position est cohérente avec l'idée que les changements dans notre "environnement" sont la cause principale de l'autisme, puisque les altérations génétiques, qui se développent lentement au cours des siècles, voire des millénaires, ne se développent pas assez rapidement pour expliquer l'augmentation énorme et rapide des diagnostics d'autisme observée au cours des dernières décennies[9] . Les auteurs ont "tourné autour du pot" et ont manqué de pointer du doigt la dissociation de la famille et le lien avec le manque de liens et d'affection, mais ont plutôt utilisé le terme vague d'"environnement", car il semble politiquement correct.

Une étude récente menée en Californie a révélé que les taux d'autisme ont considérablement augmenté de 500 à 600 % chez les enfants nés en Californie depuis 1991. De nombreux facteurs ont été cités pour expliquer cette augmentation spectaculaire, tels que l'inclusion des cas les plus légers, le rajeunissement de l'âge au moment du diagnostic, la migration des familles avec des enfants autistes vers la Californie[10] . Initialement, les auteurs du rapport publié sur l'étude elle-même ont été assez conservateurs dans l'interprétation des résultats[11] . Toutefois, dans un communiqué de presse accompagnant la publication du rapport, l'auteur principal a déclaré sans détour que les résultats de l'étude suggéraient "qu'il était temps de commencer à chercher les coupables environnementaux responsables de l'augmentation remarquable du taux d'autisme en Californie"[12-13] .

De nombreux scientifiques considèrent aujourd'hui l'autisme comme un continuum le long d'un spectre plutôt que comme une ou plusieurs maladies distinctes, car il existe des variations substantielles à la fois entre et au sein de ces sous-types de l'affection[15] .

En n'admettant pas leur inefficacité, les scientifiques ont regroupé à tort de nombreux troubles sous le terme d'autisme, notamment le trouble d'Asperger, le trouble autistique, les troubles envahissants du développement non spécifiés, le trouble désintégratif et le trouble de Rett[14].

De nombreuses personnes dites autistes se comportent "normalement" dans la société, y compris des personnes extraordinairement talentueuses et prospères comme Isaac Newton et Andy Warhol, tandis que d'autres souffrent de troubles cognitifs et comportementaux plus graves.

De nombreux universitaires et cliniciens reconnaissent que l'autisme est souvent difficile à diagnostiquer car les mesures de dépistage actuelles sont classiquement basées uniquement sur des données comportementales (par exemple, le rapport des parents, les questionnaires sur le développement, l'observation des professionnels de la santé et l'atteinte des étapes appropriées du développement).

Capables d'identifier les comportements qui distinguent les enfants sains des enfants autistes à l'âge de 18 mois (par exemple, l'attention conjointe, le contact visuel, le développement du langage, les jeux de rôles), ces outils de dépistage peuvent ne pas être suffisamment sensibles pour diagnostiquer les personnes atteintes de troubles autistiques plus légers, tels que l'autisme de haut niveau ou le syndrome d'Asperger.[20]. De plus, il est souvent trop tard pour faire quoi que ce soit et sauver l'enfant de la mort.

Ces outils sont tout à fait insensibles puisqu'ils sont présents dans d'autres conditions, notamment l'absence de contact visuel (compétences sociales) dans la dépression (Sergin,2000)[16], le retard de langage est observé chez les enfants qui sont négligés ou maltraités selon une revue systémique de (Sylvestre,Bussieres,Bouchard,2016)[17] Le jeu de simulation est également considéré comme un reflet des problèmes émotionnels et comportementaux chez les jeunes enfants. En outre, les enfants déprimés présentent également un jeu moins cohérent (AnnemiekeMolLous, 2014)moins de jeu de faire semblant, et plus de non-jeu et de catégories "inférieures" de comportement de jeu, comme le jeu de manipulation.Les enfants souffrant de dépression peuvent manquer de motivation interne pour s'engager et continuer à jouer à faire semblant car ils souffrent d'une perte générale de plaisir et d'intérêt pour les activités.Bien qu'il y ait un accord général sur le fait que la dépression existe chez les enfants dès l'âge de 2-3 ans (Kashani, Allan, Beck, Bledsoe & Reid, 1997)[18]. Cependant, l'évaluation objective de la dépression dans cette tranche d'âge est un problème.

Ce manque de sensibilité ajoute sans aucun doute à la confusion concernant la difficulté de diagnostiquer l'autisme avec précision.

Bien que les troubles du spectre autistique (TSA) soient aujourd'hui considérés comme des troubles neurodéveloppementaux d'origine biologique caractérisés par des comportements restreints et répétitifs et des déficits de communication sociale. Des recherches récentes ont suggéré que l'ocytocine - une hormone neuropeptidique liée à la formation de liens chez les mammifères et jouant un rôle important dans l'empathie, les relations sociales humaines et la compréhension sociale - pourrait être dysfonctionnelle dans les TSA. Feldman et.al, (2014)[19], ont montré que l'hormone ocytocine a augmenté dans le cerveau des enfants qui ont tissé des liens avec leurs parents plus que ceux qui ont tissé moins de liens. En outre, ils ont démontré que pendant les moments de contact avec une figure parentale, les niveaux d'ocytocine augmentent rapidement à des niveaux normatifs et restent élevés aussi longtemps que le contact est maintenu. Le diabète de type II est, comme l'autisme, lié à de multiples défauts génétiques qui font que la personne contracte la maladie s'il y a un déclencheur tel que l'obésité ou le surpoids chez les patients diabétiques ; de même, les enfants autistes ont une susceptibilité génétique et peuvent être déclenchés par un manque de liens maternels.

Le syndrome de l'autisme est aujourd'hui une erreur de diagnostic : il s'agit de l'étiquette donnée aux enfants, intentionnellement ou non, par les professionnels de la santé du monde entier, notamment dans les cas de dépression infantile, d'anxiété de séparation, de sous-normalité mentale, de troubles de l'attention avec hyperactivité, de persécutions physiques et psychologiques (enfants battus), en particulier lorsque certains de ces cas sont regroupés chez un même enfant et que le tableau qui en résulte ressemble à l'autisme, ce qui induit le professionnel de la santé en erreur en lui faisant croire que l'enfant est autiste. Les parents d'enfants autistes sont souvent plus intellectuels : .[21]

C'est peut-être vrai, surtout quand on sait que l'autisme est un spectre. La caractéristique la plus fréquente chez les enfants diagnostiqués avec le spectre de l'autisme est que leur mère est très performante.

En cette période de contraintes économiques et de pression économique extrême sur la cellule familiale, de nombreux parents, en particulier la mère, doivent passer environ 8 heures en dehors de la maison, ce qui signifie un manque de liens et d'affection pour le bébé en pleine croissance, ce qui peut finalement conduire le bébé à une dépression précoce et à s'engouffrer dans un cocon qu'il s'est construit lui-même pour se protéger du monde extérieur, perturbant ainsi la croissance et la maturité neuro-affective de l'enfant et entraînant finalement une cicatrice permanente dans sa maturité neuro-psycho-émotionnelle.

Les deux premières années de la vie sont extrêmement cruciales et constituent la période décisive qui façonnera la croissance de l'enfant pour le reste de sa vie. Par conséquent, une mère qui offre un vaccin "psycho-émotionnel" en offrant de l'affection, des liens physiques et de l'engagement au cours de cette période offrira une protection contre le spectre de l'autisme.

Ces dernières années, de nombreuses données ont été publiées sur l'importance d'un lien sécurisant entre la mère et le nourrisson pour le bon développement émotionnel et social de l'enfant. Les chercheurs ont démontré qu'un lien sécurisant dans la petite enfance permettait à l'enfant d'acquérir une grande estime de soi, des compétences sociales, de la coopération, une croissance émotionnelle, une gestion de l'agressivité, des résultats scolaires et une résilience globale face aux événements stressants de la vie. Un mauvais lien affectif a été associé à un certain nombre de troubles comportementaux et émotionnels, tant dans l'enfance qu'à l'âge adulte[22] . Certains chercheurs ont proposé que presque tous les problèmes émotionnels et sociaux qui se manifestent dans la petite enfance et l'enfance sont dus à des problèmes relationnels liés à un manque de liens affectifs[23] .

On a constaté qu'un certain nombre de facteurs affectent le lien mère-enfant, notamment l'attachement de la mère dans la petite enfance[24] , le niveau de stress subi par la mère[25] et les problèmes psychologiques de la mère[26] . Les jeunes nourrissons et les enfants peuvent être confrontés à des retards de développement dans différents domaines, notamment la parole et le langage, la cognition, l'affectivité, la socialisation et la motricité. Certains chercheurs ont constaté qu'un enfant souffrant d'une maladie chronique ou d'un retard de développement est plus susceptible de souffrir d'un manque de liens entre la mère et l'enfant[27-29] .

Retard de développement neurologique et manque de liens affectifs

Le nourrisson peut percevoir la voix et le toucher de sa mère dès l'âge de deux mois et le lien affectif signifie que l'enfant entend sa voix, écoute les battements de son cœur, ressent la chaleur de sa peau, le toucher et le contact visuel. Ce sont ces facteurs précieux qui peuvent échapper à une mère très occupée, ce qui affecte la croissance émotionnelle, neurologique et comportementale de l'enfant. L'importance du lien mère-enfant a été reconnue par les cinq principaux pays du monde où le congé de maternité est considéré comme un droit essentiel pour la mère et l'enfant : le Royaume-Uni, le Danemark, la Norvège, la Croatie et la Serbie offrent un congé de maternité garanti de 52 semaines, tandis que la Suède propose 68 semaines et que les États-Unis offrent 12 semaines de congé de maternité !

Les études portant sur le développement mental et moteur à long terme en relation avec les facteurs sociaux[30-32] ont systématiquement montré que les facteurs sociaux et socio-économiques des parents étaient positivement corrélés avec le développement mental et moteur, même chez les prématurés[33-34] .

Le développement du cerveau est constamment influencé par des facteurs environnementaux qui, à leur tour, façonnent son architecture future[35] . La recherche montre que l'environnement socio-émotionnel précoce influence le développement du cerveau, façonnant ainsi le fonctionnement socio-émotionnel de l'individu pour le reste de sa vie"[35] . Cela se produit par le biais de la communication émotionnelle[37] . Schore (1994 ; 1999)[38] indique également que la maturation des capacités de régulation cérébrale responsables du futur développement psycho-émotionnel dépend de l'expérience, et que cette expérience est profondément influencée par le lien mère-enfant.

L'environnement social précoce, y compris le lien mère-enfant, influence directement le système limbique, les zones du cerveau responsables de l'organisation des nouveaux apprentissages et de la capacité à s'adapter à un environnement en évolution rapide[39] . Au cours des deux premières années de la vie, les zones limbiques (système) du cortex et du sous-cortex sont dans une période critique de croissance. En outre, les capacités d'adaptation au stress sont façonnées par ces mêmes structures neurobiologiques pour le reste de la durée de vie.

On pourrait suggérer qu'un lien fort entre la mère et l'enfant constitue un environnement réceptif et nourricier qui permet au nourrisson et à l'enfant de développer des voies neuronales qui favorisent la stabilité émotionnelle. À l'appui de ce point de vue, Epstein (2001)[40] indique que lorsqu'un enfant est pris dans les bras, les réseaux cérébraux sont activés et renforcés. Les interactions répétées avec la mère fournissent un objet de fixation comme dans l'empreinte[41] .

Des données scientifiques récentes ont montré que le cerveau des nourrissons réagit de manière fondamentale aux voix humaines, influençant ainsi la communication sociale et la réponse émotionnelle[42-45] . Une étude antérieure du cerveau des nourrissons par spectroscopie fonctionnelle dans le proche infrarouge a montré une stimulation préférentielle pour les voix humaines chez les enfants de 9 mois[46] . Une étude récente a été menée sur les réseaux cérébraux d'enfants de 3 à 7 mois à qui l'on présentait des vocalisations d'adultes (émotionnellement neutres, émotionnellement négatives et émotionnellement positives) et des sons environnementaux non vocaux. Les nourrissons ont montré une activation différentielle significative dans la partie antérieure du cortex temporal, de la même manière que les adultes[47] . En outre, les vocalisations tristes ont stimulé les régions cérébrales impliquées dans le traitement des stimuli affectifs, telles que le cortex orbitofrontal[48] et l'insula[49-50] . Ces données suggèrent une spécialisation fonctionnelle très précoce dans le traitement de la voix humaine et des émotions négatives.

Ce chapitre n'a pas pour but de fournir une narration exhaustive de l'autisme, mais plutôt de souligner l'importance d'un lien inadéquat entre la mère et l'enfant en tant que catalyseur de tant de cas d'"autisme" autour de nous. Les nourrissons ont la capacité de distinguer leur mère des autres quelques heures après la naissance[51] . Le nourrisson, une fois né, est extrêmement réceptif et vulnérable à la fois.

Les structures cérébrales impliquées dans les émotions et la mémoire sont l'amygdale et l'hippocampe. L'amygdale est aujourd'hui reconnue comme la plus importante structure cérébrale associée aux émotions[52] . Les données de la recherche soutiennent désormais l'idée que l'amygdale est modulée par des signes de menace conditionnés et non conditionnés[53] . Il est intéressant de noter que l'amygdale est extrêmement sensible aux expressions faciales[55] . L'amygdale joue également un rôle important dans l'interprétation et le stockage des souvenirs à long terme, qu'ils soient positifs ou négatifs. Ces parties du cerveau sont extrêmement influencées dans la petite enfance, ce qui façonne la personnalité de l'enfant à l'avenir.

Enfin, la délimitation approfondie des systèmes neuronaux qui sous-tendent le lien mère-enfant devrait permettre d'élargir notre compréhension fondamentale d'une grande variété de troubles allant de l'autisme à la dépression, en passant par l'anxiété sociale et la quasi-totalité des troubles de la personnalité[56] . Lorsque les efforts scientifiques se concentrent sur un sujet aussi fondamentalement important que le lien entre un lien mère-enfant inadéquat (catalyseur) et les neurosciences de l'autisme, on peut espérer que les efforts de collaboration scientifique seront accueillis avec beaucoup d'enthousiasme.

Références

Catherine Rice,(2007).*Prevalence Of Autism Spectrum Disorders - Autism And Developmental Disabilities Monitoring Network, 14 Sites, United States, 2002, 56MORBIDITY* & MORTALITY WKLY. REP, n° SS-1, 12, 12

[2]G. Bradley Schaefer & Richard E. Lutz, *Diagnostic Yield In The Clinical Genetic Evaluation Of Autism Spectrum Disorders*, 8 GENETIC MED. 549, 549 (2006) ; Daniel H. Geschwind, Advances in Autism, 60 MED. 367, 372 (2009).

[3]Abha R. Gupta & Matthew W. State, (2006). *Recent Advances In The Genetics Of Autism*, 61 BIOL. PSYCHIATRY 429, 429-30.

[4]Susan E. Folstein, (2006). *The Clinical Spectrum Of Autism*, 6 CLINICAL NEUROSCIENCE RES. 113, 113.

[5]AM. PSYCHIATRIC ASS'N, MANUEL DIAGNOSTIQUE ET STATISTIQUE DES TROUBLES MENTAUX (4e éd.) (1995).

[6]Rice, supra note 1, p. 12.

[7]Fombonne, E. (2005). *Epidemiology Of Autistic Disorder And Other Pervasive Developmental Disorders*, 66 J. CLINICAL PSYCHIATRY (Suppl.10) 3, 5.

[8]Ganz,M.L. (2007). *The Lifetime Distribution Of The Incremental Societal Costs Of Autism*, 161 ARCHIVES OF PEDIATRICS & ADOLESCENT MED. 343, 343.

[9]Blaxill,M.F. (2004). *What's Going On ? The Question Of Time Trends In Autism*, 119 PUBLIC HEALTH REP. 536, 537.

[10]Blaxill, supra note 9, p. 537.

[11]Hertz-Picciotto, I. & Delwiche, L. (2009). *The Rise In Autism And The Role Of Age At Diagnosis*, 20 EPIDEMIOLOGY 84, 84. 15 Id.

[12]UC Davis MIND Institute, communiqué de presse : UC Davis M.I.N.D. Institute Study Shows California's Autism Increase Not Due to Better Counting, Diagnosis (7 janvier 2009), disponible à l'adresse suivante

http://www.ucdmc.ucdavis.edu/mindinstitute/newsroom/newsdetail.html?key=1861&svr=http://www.ucdmc.ucdavi s.edu&table=published.

[13]Zoran Brkanac, et al, (2008). *Pharmacologie et génétique de l'autisme : Implications for Diagnosis And Treatment*, 5 PERSONALIZED MED. 599, 599.

[14]Segrin, C. (2000). *Social Skills Deficits Associated With Depression*. Clinical psychology review, 20(3), 379-403.

[15]Lintas, C. et Persico, A.M. (2009). *Autistic Phenotypes and Genetic Testing : State-of-the-Art for the Clinical Geneticist*, 46 J. MED. GENETICS 1, 1 ; Geschwind, supra note 2, 373.

[16]Sylvestre A, Bussieres E, Bouchard C. (2016).*Les problèmes de langage chez les enfants maltraités et négligés : A Metaanalytic Review*. Maltraitance envers les enfants.;21(1):47

[17]Mol Lous, A. (2014). *Dépression et jeu dans la petite enfance*. Diss. Amsterdam : Amsterdam University Press.

[18]Kashani, J.H., Allan, W.D., Beck, N.C., Bledsoe, Y. et Reid, J.C. (1997). *Dysthymic DISORDER IN CLINALLY REFERRED PRESCHOOL CHILDREN*. Journal of the American Academy of Child and Adolescents Psychiatry, 36, 1426-1433]

[19]Feldman R, Golan O, Hirschler-Guttenberg Y, Ostfeld-Etzion S, Zagoory-Sharon O. (2014). *Interaction parent-enfant et production d'ocytocine chez les enfants d'âge préscolaire atteints de troubles du spectre autistique*. The British Journal of Psychiatry : The Journal of Mental Science 205(2):107-12 [Epub 2014/05/24].

[20]Wolff S, Narayan S &Moyes B (1988). Personality *Characteristics Of Parents Of Autistic Children*. Journal of Child Psychology and Psychiatry and Allied Disciplines 29, 143-154.

[21]Sroufe, L.A., Duggal, S., Weinfield, N. et Carlson, E. (2000). *Relationships, Development, And Psychopathology*. Dans A.J. Sameroff, M. Lewis, & S.M. Miller (Eds.), Handbook of developmental psychopathology (2nd ed., pp. 366-359). New York, NY : Kluwer Academic Plenum

[22]Raver, C.C. et Zigler, E.F. (1997). *Focus Section : New Perspectives On Head Start : Social Competence : An Untapped Dimension In Evaluating Head Start's Success*. Early Childhood Research Quarterly, 12(4), 363-385.

[23]Pederson, D., Gleason, K., Moran, G. et Bento, S. (1998). *Maternal Attachment Representations, Maternal Sensitivity, And The Infant-Mother Attachment Relationship*. Developmental Psychology, 34(5), 925-933.

[24]Waters, E., Hamilton, C.E., &Weinfield, N.S. (2000). *La stabilité de la sécurité de l'attachement de l'enfance à l'adolescence et au début de l'âge adulte : General Introduction*. Child Development, 57(1), 56-65.

[25]Teti, D.M., Gelfand, D.M., Messinger, D.S. et Isabella, R. (1995). *Maternal Depression And The Quality Of Early Attachment : An Examination of Infants, Preschoolers, And Their Mothers*. Developmental Psychology, 31(3), 364-376.

[26]Greenberg, M.T., Speltz, M.L., Deklyen, M. et Endriga, M.C. (1991). *Attachment Security In Preschoolers With And Without Externalizing Behavior Problems : A Replication.* Development and Psychopathology, 3(4), 413-430.

[27]Mrazek, D.A., Casey, B. et Anderson, I. (1987). *Insecure Attachment In Severely Asthmatic Preschool Children : Is It A Risk Factor ?* Journal of the American Academy of Child and Adolescent Psychiatry, 26(4), 516-520.

[28]Speltz, M.L., Greenberg, M.T. et Deklyen, M. (1990). *Attachment In Preschoolers With Disruptive Behavior : A Comparison of Clinic-Referred And No Problem Children.* Developmental and Psychopathology, 2(1), 31-46.

[29]Largo, R. H. (1996). *EntwicklungVon Fruhgeborenen [Développement des prématurés].* Psychoscope, 2, 7-11.

[30]Largo,R.H.,Graf,S.,Kundu,S.,Hunziker,U.,&Molinari,L.(1990). *Predictingdevelopmentoutco meatschoolagefrominfanttestsofnormal,At-Risk and retarded infants .*Developmental Medicine and Child Neurology, (32), 30-45.

[31]Sticker, E. J., Brandt, I., &Hockey, M. (1998). *Langsschnittstudie : LebensqualitatSehrKleinerFruhgeborenerBis Ins Erwachsenenalter [Qualité de vie des grands prématurés de la naissance à l'âge adulte].* Kindheit und Entwicklung, 7, 143-153

[32]Laucht, M., Esser, G. et Schmidt, M. H. (1997). *Developmental Outcome Of Infants Born WithBiologicalAndPsychosocial* JournalofChildPsychologyandPsychiatryandAlliedDisciplines, (38), 843-854.

[33]Weisglas-Kuperus, N. (1992). *Biological And Social Factors In The Development Of The Very Low Birth Weight Child.* Thèse de doctorat non publiée, Département de pédiatrie, Université de Rotterdam, Rotterdam, Pays-Bas.

[34]Shonkoff, J.P. et Philips, D.A. (2000). *From Neurons To Neighborhoods : The Science Of Early Childhood Development.* Shonkoff, J.P. et Philips, D.A. (Eds.) Washington D.C : National Academy Press.

[35]Schore, A.N. (1994). *Affect Regulation And The Origin Of The Self : The Neurobiology Of EmotionalDevelopment.* Mahwah, NewJersey. Erlbaum.

[36]Siegal, D.J. (1999). *The Developing Mind : Towards A Neurobiology Of Interpersonal Experience.* New York : The Guilford Press

[37]Schore, A.N. (1999). *Parent-Infant Communication And The Neurobiology Of Emotional Development.* Symposium non publié, Zero to Three 14th Annual Training Conference. Los Angeles, Californie, USA.

[38]Mesulam, M.M. (1998). *De la sensation à la cognition.* Brain, 121, 1013-1052.

[39]Epstein, H.T. (2001). *An Outline Of The Role Of Brain In Human Cognitive Development (Aperçu du rôle du cerveau dans le développement cognitif humain).* Brain and Cognition, 45, 44-51.

[40]Malekpour, Mokhtar. (2007). *Effects Of Attachment On Early And Later Development (Effets de l'attachement sur le développement précoce et ultérieur).* The British Journal of Development Disabilities 53.105 : 81-95.

[41]P. Belin, R.J. Zatorre, P. Lafaille, P. Ahad, B. (2000). *Pike Voice-Selective Areas In Human Auditory Cortex Nature*, 403 , pp. 309-312

[42]P. Belin, R.J. Zatorre, P. Ahad .(2002). *Human Temporal-Lobe Response To Vocal Sounds (Réponse du lobe temporal humain aux sons vocaux).* Brain Res., 13 , pp. 17-26

[43]D. Grandjean, D. Sander, G. Pourtois, S. Schwartz, M.L. Seghier, K.R. Scherer, P. Vuilleumier (2005). *Les voix de la colère : Brain Responses To Angry Prosody In Meaningless Speech .*Nat. Neurosci. 8 , pp. 145-146

[44]Fecteau, J.L. Armony, Y. Joanette, P. Belin . (2005). *Sensitivity To Voice In Human Prefront Cortex,* J. Neurophysiol, 94, pp. 2251-2254.

[45]Wagner, Jennifer B., et al. (2011). Neural processing of repetition and non-repetition grammars in 7-and 9-month-old

infants.

[46]P. Belin, R.J. Zatorre, P. Lafaille, P. Ahad, B. (2000). *Pike Voice-Selective Areas In Human Auditory Cortex Nature*, 403 , pp. 309-312

[47]Fecteau, Shirley, et al. (2007). *Amygdala Responses To Non-Linguistic Emotional Vocalizations (Réponses de l'amygdale aux vocalisations émotionnelles non linguistiques). Neuroimage* 36.2 : 480-487.

[48]T. Grossmann, R. Oberecker, S.P. Koch, A.D. Friederici . (2010). *The Developmental Origins Of Voice Processing In The Human Brain (Origines développementales du traitement de la voix dans le cerveau humain)* Neuron, 65, pp. 852-858

[49]M.L. Kringelbach. (2005). *Le cortex orbitofrontal humain : Linking Reward To Hedonic Experience* .Nat. Rev. Neurosci. 6, pp. 691-702.

[57]DeCasper, A. J., & Fifer, W. P. (1980). *Of Human Bonding : Newborns Prefer Their Mothers' Voices*. Science, 208, 11741176.

[50]Phelps, E. A. et LeDoux, J. E. (2005). *Contributions Of The Amygdala To Emotion Processing : From Animal Models To Human Behavior*. Neuron, 48, 175-187.

[51]Rosen, Jeffrey B. (2004). *The Neurobiology Of Conditioned And Unconditioned Fear : A Neurobehavioral System Analysis Of The Amygdala"* (*La neurobiologie de la peur conditionnée et inconditionnée : une analyse du système neurocomportemental de l'amygdale). Behavioral and cognitive neuroscience reviews* 3.1 : 23-41.

[52]Benuzzi, F., Pugnaghi, M., Meletti, S., Lui, F., Serafini, M., Baraldi, P. et Nichelli, P. (2007). *Processing TheSocially Relevant Parts Of Faces (Traitement des parties socialement pertinentes des visages)*. Brain Research Bulletin, 74, 344356.

[53]Rolls, E. T. (2007). *Emotion Elicited By Primary Reinforcers And Following StimulusReinforcement Association Learning*. In J. A. Coan& J. J. B. Allen (Eds.), The Handbook of Emotion Elicitation and Assessment (pp. 137-157). New York : Oxford University Press

[54]Coan, James A. (2008). *Toward A Neuroscience Of Attachment (Vers une neuroscience de l'attachement)*. Handbook of attachment : Theory, research, and clinical applications 2 : 241-265.

CHAPITRE 22

Thérapie cognitive

Les principes fondamentaux de la thérapie cognitive sont les suivants

1. L'accent est mis sur l'intégration de la collaboration
2. Conceptualisation des cas,
3. Structure,
4. Éducation des clients,
5. Application de techniques cognitivo-comportementales

Dans la thérapie cognitive de la dépression majeure, les pensées sont considérées comme jouant un rôle majeur dans l'apparition d'émotions négatives (par exemple, l'anxiété et la dépression) et de réactions physiologiques.

Au cours de la thérapie cognitive, le conseiller évalue le développement des croyances de ses clients sur eux-mêmes, leurs expériences d'enfance, l'exposition à des événements stressants de la vie, le développement de croyances déformées et de pensées automatiques négatives conduisant finalement aux signes et symptômes de la dépression.

Conceptualisation du cas

La thérapie cognitive commence par une formulation du cas, les clients gravement déprimés sont fondamentalement convaincus qu'ils sont impuissants, qu'ils ont une mémoire accrue des informations négatives, qu'ils interprètent les événements de la vie comme négatifs et que personne ne se soucie d'eux, qu'ils se sentent constamment tristes et de très mauvaise humeur, qu'ils sont incompétents, mauvais et peu aimables.

Les convictions de désespoir et de tristesse écrasante du client interfèrent avec pratiquement toutes les activités quotidiennes. Ils peuvent également penser qu'il n'y a aucun espoir pour eux, que si j'essaie de faire quelque chose dans ma vie, j'échouerai, parce que personne ne peut s'occuper de moi. En conséquence, les clients peuvent avoir recours à des stratégies de compensation, comme éviter les gens, s'enfermer dans leur chambre pendant des jours, s'isoler, éviter les relations intimes, se négliger et négliger leur famille, et parfois même ne pas respecter les thérapies médicales et les médicaments.

Les clients dépressifs sont vulnérables, en particulier aux émotions négatives, et tentent de les refouler. Par exemple, ils se disent : "Si je commence à me sentir triste, je ne pourrai pas contrôler mes sentiments et je finirai par être submergé". En conséquence, même les situations légèrement difficiles seront évitées par le client. Cette situation engendre un sentiment d'inertie et d'impuissance qui conduit souvent à la frustration et à l'ennui, ce qui renforce le sentiment d'échec et conduit à éviter d'adopter des mécanismes d'adaptation plus sains (par exemple, apprendre à résister à la mauvaise humeur, résoudre des problèmes, avoir une attitude positive, s'affirmer, etc.)

Par exemple, un client pense à prendre son service. Il a une image mentale très nette du directeur :

"Il les maltraite verbalement et les clients pensent que ce genre d'abus ne va pas cesser.

Je vais sans doute bientôt perdre mon emploi". Ces pensées automatiques sont le catalyseur des émotions négatives et des conséquences comportementales telles que l'évitement du travail, le recours à l'alcool et aux drogues illicites. Le conseiller essaiera d'aider le client à voir les liens entre les pensées automatiques et la façon dont elles influencent les émotions et certains comportements.

Plus tard, le conseiller remettra en question ces pensées d'échec et d'impuissance. Les clients souffrant de dépression ont des croyances négatives sur eux-mêmes et celles-ci influencent finalement leur perception. Ils s'imaginent qu'ils vont échouer, sans essayer de remettre en question ces croyances à leur sujet.En conséquence, un comportement d'évitement se manifeste sous la forme d'un isolement et d'un évitement.Le conseiller offre ici au client la possibilité d'essayer une nouvelle stratégie en discutant avec son responsable.Cependant, en raison de la croyance profonde du client qu'il est un raté, il pense automatiquement : "Je ne pourrai pas parler à mon responsable, je suis de toute façon un raté. Je suis de toute façon un raté". En acceptant ces pensées automatiques et déformées, le client commence à se sentir triste, désespéré et choisit d'éviter la réunion et de rester chez lui.

Le conseiller tente à nouveau de remettre en question les idées du client et de l'aider à réaliser que personne ne peut prédire l'avenir avec certitude. En conséquence, les clients sont aidés à reconsidérer leur perception des pensées automatiques et finissent par se rendre compte que leurs pensées automatiques négatives ne sont pas tout à fait exactes. En outre, les clients seront aidés à tester leur processus de pensée et à le modifier en fonction de la réalité, ce qui leur permettra de se sentir mieux. En même temps, le conseiller doit être très prudent et ne pas utiliser une "approche de blâme", car certains clients peuvent souffrir d'un trouble de la personnalité histrionique (troubles de conversion) et, par conséquent, adopter une position défensive à la moindre suggestion, ce qui peut menacer le processus de conseil.

À un stade ultérieur, le conseiller peut essayer d'explorer de plus près les expériences vécues au début de la vie.

Faire le lien avec les croyances fondamentales des clients, leur mauvaise humeur et leur comportement malsain. Cette exploration permettra aux deux parties de comprendre comment le client en est venu à avoir des idées et des perceptions aussi fixes, fausses et globalement négatives à son sujet. Le but ultime de la thérapie cognitive est d'aider les clients à se voir de manière plus réaliste, à remettre en question leurs croyances négatives à long terme, à percevoir les situations différemment, à avoir une force émotionnelle, à utiliser des stratégies d'adaptation internes et externes saines apprises au cours des séances de conseil.

Principes de traitement

Selon Beck 1993[1] Les principes de la thérapie cognitive peuvent s'appliquer à n'importe quel client, y compris ceux qui souffrent de dépression, d'anxiété, de deuil, de toxicomanie, etc.

Il a divisé la thérapie cognitive en huit principes :

1.   Conceptualisation cognitive de chaque patient.
2.   Formulation d'une alliance thérapeutique solide.
3.   La thérapie cognitive doit être orientée vers un objectif. "Qu'aimeriez-vous changer chez vous à la fin de la consultation ?"
4.   Le présent est au centre de la thérapie.
5.   La thérapie cognitive est soumise à des contraintes de temps. (Des séances hebdomadaires sont convenues jusqu'à ce que les symptômes s'améliorent de manière significative).
6.   Les sessions sont structurées, avec une participation active.
7.   Les clients sont aidés à identifier les pensées inadéquates et à y répondre de manière appropriée. (Discuter de la validité des pensées du patient)
8.   La thérapie cognitive comprend l'éducation et la prévention des rechutes.

Conclusion

Au cours de la thérapie cognitive, l'objectif du conseiller est de permettre au client d'être son meilleur "thérapeute cognitif". Cela se fait en permettant au client d'identifier les pensées négatives ou déformées et de réaliser comment les pensées négatives influencent ses émotions (le font se sentir triste), ce qui conduit finalement à un comportement indésirable (repli sur soi, léthargie, sommeil, etc.). Finalement, le client est en mesure de corriger ses pensées déformées, ce qui améliore son humeur et son moral et le conduit à adopter le comportement souhaité (sortir, relever de nouveaux défis, communiquer efficacement, etc.) Au cours des séances de conseil, un plan doit être mis en place pour que les clients continuent à travailler sur leurs objectifs, de préférence avec le soutien de leurs amis et de leur famille, et qu'ils reviennent pour des séances de conseil (porte tournante) chaque fois que nécessaire, en particulier lorsqu'une rechute est imminente.

Planification du traitement

L'une des étapes essentielles de l'accompagnement des clients dépressifs consiste à déterminer s'ils sont prêts à changer. Prochaska et DiClemente (1992)[2] décrivent cinq étapes du changement :

Première étape

Le stade de la contemplation (au cours duquel les clients ne sont que peu ou pas du tout préoccupés par leurs problèmes et n'ont guère de motivation pour changer),

Étape 2

Le stade de la contemplation (le client pense au changement mais n'a pas encore agi),

Étape 3

La phase de préparation (le client souhaite apporter des changements mais ne sait pas toujours comment s'y prendre),

Étape 4

La phase d'action (le client commence à modifier son comportement),

Étape 5

La phase de maintien (le client est suffisamment motivé pour maintenir le changement).

Étape 6

Au cours de la phase de contemplation, les clients se débattent dans l'ambivalence, pesant le pour et le contre de leur comportement actuel. Le conseil cognitif permet au client de trouver des moyens d'adaptation sains qui correspondent bien aux étapes de préparation, d'action et de maintien.

Pendant les séances de conseil, le conseiller doit être conscient du fait que les clients ne sont pas passifs dans leur relation avec le conseiller et qu'ils peuvent douter (avoir des idées fausses) des décisions du conseiller ou des chances de succès du conseil lui-même, de sorte que les clients peuvent abandonner prématurément les séances de conseil. Pour éviter qu'un tel incident ne se produise, le conseiller doit être vigilant et évaluer en permanence la solidité de l'alliance thérapeutique. Les clients déprimés peuvent se désengager pendant les séances de conseil si leurs croyances dysfonctionnelles sur la thérapie apparaissent et persistent, comme par exemple

- "Le conseiller peut me demander de faire des choses contre mon gré" (le client peut le percevoir comme une perte d'autonomie).
- "Accepter d'être conseillé peut me rendre plus faible" (soupçon - collusion)
- "Le conseiller peut penser que je suis un raté si je redeviens dépressif" (peur de la rechute)
- "Je suis mieux sans thérapie."

En anticipant, en identifiant et en testant ces croyances dysfonctionnelles, le conseiller a plus de chances de réussir à maintenir l'alliance thérapeutique. Dans le cas contraire, les patients risquent d'abandonner prématurément. Une bonne chose. Au cours des séances de conseil, le professionnel de santé peut inconsciemment essayer de résoudre tous les problèmes à la fois, en raison de contraintes de temps, d'un manque d'expérience et d'une exposition antérieure à des clients dans des hôpitaux où les médecins sont considérés comme résolvant tous les problèmes à la fois. Cette approche embrouille le client et le submerge, car il est déjà dépassé par sa propre situation.

Suivi des progrès

L'évolution de l'humeur du client est suivie de plusieurs manières, notamment par le biais de l'auto-évaluation obtenue à chaque séance, des commentaires de la famille et des collègues et de l'utilisation d'instruments tels que l'inventaire de dépression de Beck, le questionnaire sur la santé du patient (PHQ-9) et d'autres instruments correspondant à des symptômes particuliers.

Le conseiller utilisera les améliorations des scores pour renforcer les changements positifs que les clients ont apportés à leur cognition et à leur comportement au cours de la séance précédente.

D'autre part, l'aggravation des scores donne l'occasion de réévaluer les événements récents et les perceptions qui ont conduit à la détérioration de l'humeur et de la qualité de vie du client.

Faire face aux situations à haut risque

Au fur et à mesure que le conseil progresse et que l'alliance thérapeutique prend de l'ampleur, le conseiller et le client doivent être conscients des stimuli d'activation ou des déclencheurs qui rendent la rechute plus probable et doivent disposer d'un plan d'urgence pour faire face à de telles situations. Ces stimuli ou déclencheurs diffèrent d'un client à l'autre. Les stimuli peuvent être internes ou externes. Les stimuli internes peuvent être la rumination d'une humeur négative avec des expériences douloureuses dans le passé, l'ennui et la solitude, ou des indices physiques tels que des épisodes douloureux récurrents, des malaises ou de la fatigue. Les indices externes peuvent être un membre de la famille violent, un superviseur cruel au travail, des lieux, des conflits relationnels, etc. On estime qu'au moins 50 % des patients qui se remettent d'une première crise de dépression auront un ou plusieurs autres épisodes au cours de leur vie[3] .

La littérature médicale a révélé des résultats contradictoires en ce qui concerne la rechute de la dépression et le sexe, le statut socio-économique, les antécédents familiaux de psychopathologie, la psychopathologie comorbide, la gravité du premier épisode, l'âge d'apparition et le nombre d'épisodes dépressifs[4] .

Une étude récente de Lacoviello et de ses collègues (2006)[5] . évaluant la relation entre les cognitions et la récurrence de la dépression a montré que les participants présentant une vulnérabilité cognitive élevée à la dépression souffraient de taux de rechute de la dépression significativement plus élevés (M= 2,9) au cours du suivi de 2,5 ans que les participants présentant une faible vulnérabilité cognitive (M=2,0). De même, Mongrain et Blackburn (2006)[6] ont révélé que les attributions négatives (traits) constituaient un facteur de risque significatif de rechute de la dépression au cours d'un suivi de 16 mois chez des participants précédemment déprimés.

Références

[1]Beck, A. T. (1993). *Cognitive Therapy : Past, Present, And Future.*Journal of consulting and clinical psychology, 61(2), 194.

[2]Prochaska JO, DiClemente CC, Norcross JC. (1992). *In Search Of How People Change.* Am Psychol. 47:1102-4.

[3]Association psychiatrique américaine. *Manuel diagnostique et statistique des troubles mentaux.* Text Revision - Fourth. Washington, D.C. : Association psychiatrique américaine ; 2000.

[4]Burcusa, S. L., &Iacono, W. G. (2007). *Risk For Recurrence In Depression.* Clinical Psychology Review, 27(8), 959-985. http://doi.org/10.1016Zj.cpr.2007.02.005

[5]Iacoviello BM, Alloy LB, Abramson LY, Whitehouse WG, Hogan ME. (2006). *The Course Of Depression In Individuals At High And Low Cognitive Risk For Depression : A ProspectiveStudy* .Journal of Affective Disorders. 2006;93:61-69.

[6]Mongrain M, Blackburn S. (2006). *Cognitive Vulnerability, Lifetime Risk, And The Recurrence Of Major Depression In Graduate Students (Vulnérabilité cognitive, risque à vie et récurrence de la dépression majeure chez les étudiants*

diplômés). Cognitive Therapy and Research. 29(6):747-768

Troubles et dysfonctionnements sexuels chez l'homme et la femme - Symptômes, signes et prise en charge

Contexte

Les troubles sexuels désignent un problème survenant à n'importe quelle phase du cycle de la réponse sexuelle, qui gêne ou empêche l'individu ou le couple d'obtenir une satisfaction pendant l'activité sexuelle. Le cycle de la réponse sexuelle comprend traditionnellement l'excitation (désir et excitation), le plateau, l'orgasme et la résolution[1] .

Bien que les recherches indiquent que les troubles sexuels sont fréquents (43 % des femmes et 31 % des hommes déclarent éprouver un certain degré de difficulté), il s'agit d'un sujet que de nombreuses personnes hésitent à aborder [12] .

Types de dysfonctionnement sexuel :

Les troubles sexuels sont généralement classés en quatre catégories :

* Troubles du désir - manque de désir sexuel ou d'intérêt pour le sexe
* Troubles de l'excitation - incapacité à être physiquement excité ou excitant pendant l'activité sexuelle
* Troubles de l'orgasme - retard ou absence d'orgasme (climax)
* Troubles de la douleur - douleur pendant les rapports sexuels

La dysfonction sexuelle peut survenir à tout âge, bien qu'elle soit plus fréquente chez les personnes de plus de 40 ans, car elle est souvent liée à une dégradation de l'état de santé associée au vieillissement[3] .

Symptômes de dysfonctionnement sexuel

Chez les hommes :

* L'individu est incapable d'obtenir ou de maintenir une érection adéquate pour l'activité sexuelle (dysfonction érectile).
* Malgré une stimulation sexuelle adéquate, l'individu souffre d'une éjaculation absente ou retardée (éjaculation retardée).
* L'incapacité à contrôler le moment de l'éjaculation pendant l'activité sexuelle est connue sous le nom d'éjaculation précoce.

Chez les femmes :

* Impossibilité d'atteindre ou de maintenir l'orgasme
* La lubrification vaginale est insuffisante avant et pendant les rapports sexuels.
* Difficulté à détendre les muscles vaginaux pendant l'activité sexuelle pour permettre un rapport sexuel correct

Chez les hommes et les femmes :

* Manque de désir ou d'intérêt pour les activités sexuelles
* Défaut d'excitation

116

- Rapports sexuels douloureux [1-3]

Causes de la dysfonction sexuelle

1. Causes physiques : De nombreuses conditions médicales et/ou physiques peuvent être à l'origine d'un dysfonctionnement sexuel. Il s'agit notamment du diabète, de l'hypertension, du tabagisme chronique, des maladies cardiovasculaires, des déséquilibres hormonaux, des troubles neurologiques, de l'insuffisance rénale ou hépatique, de l'alcoolisme et de la toxicomanie chroniques. En outre, les effets secondaires des médicaments, notamment les antihypertenseurs, certains antidépresseurs et les antiacides, peuvent entraîner un dysfonctionnement sexuel.
2. Causes psychologiques : Il s'agit notamment du stress et de l'anxiété liés au travail, des préoccupations concernant les performances sexuelles, des problèmes conjugaux ou relationnels, de la dépression, des sentiments de culpabilité, des préoccupations concernant l'image corporelle et des effets d'un traumatisme sexuel passé.[1-3]

Diagnostic de la dysfonction sexuelle

En général, la personne est consciente qu'elle a du mal à obtenir la satisfaction sexuelle (ou le plaisir du partenaire) lors d'une activité sexuelle. Le conseiller doit commencer par demander un historique complet et détaillé du problème, des médicaments et de toute maladie chronique, traumatisme ou intervention chirurgicale, ainsi qu'un examen physique complet. Tout test diagnostique ou investigation doit être examiné par le conseiller afin de procéder à une évaluation correcte et d'établir un plan d'action convenu d'un commun accord. En règle générale, les tests de diagnostic et de laboratoire jouent un rôle limité dans le diagnostic des troubles sexuels.

Au cours de la séance de conseil, le conseiller doit évaluer les attitudes du client à l'égard des activités sexuelles, ainsi que les éléments qui peuvent y contribuer (anxiété, peur...),

L'exploration de ces éléments aidera le conseiller à mieux comprendre la raison sous-jacente du problème et à faire une évaluation et des recommandations appropriées[3].

Traitement des troubles sexuels

Heureusement, la majorité des problèmes de dysfonctionnement sexuel peuvent être gérés avec succès en traitant les causes psychologiques ou physiques sous-jacentes. Les stratégies de traitement comprennent

1. Médicaments : Lorsque la dysfonction sexuelle chez l'homme est liée à un médicament (antihypertenseurs, antidépresseurs, etc.), le changement ou l'arrêt du médicament résout généralement le problème. Les patients masculins atteints de diabète de type II peuvent bénéficier de médicaments qui augmentent l'apport sanguin au pénis et améliorent ainsi l'érection, notamment le sildénafil, le tadalafil, etc.
2. Aides mécaniques : Certains patients de sexe masculin peuvent opter pour des dispositifs d'aspiration et des implants péniens en raison des effets secondaires des comprimés oraux, d'allergies ou de contre-indications. Les dilatateurs peuvent aider les femmes qui souffrent d'un rétrécissement du vagin.
3. Thérapie sexuelle : Les sexothérapeutes peuvent être très utiles aux couples qui rencontrent un problème sexuel qui ne peut être traité par leur clinicien principal.
4. Traitements comportementaux : Il s'agit de diverses techniques, y compris la compréhension des comportements nuisibles dans la relation, ou de techniques telles que l'autostimulation pour traiter les problèmes d'excitation et/ou d'orgasme.
5. Psychothérapie : Une thérapie avec un conseiller qualifié peut aider une personne à traiter les traumatismes sexuels du passé, les sentiments d'anxiété, de peur ou de culpabilité, ainsi qu'une mauvaise image corporelle, qui peuvent tous avoir un impact sur la fonction sexuelle actuelle.
6. Éducation et communication : L'éducation à la sexualité et aux comportements et réactions sexuels peut aider un individu à surmonter ses angoisses liées à la fonction sexuelle. Le conseiller organise généralement des séances de conseil individuel et, si nécessaire, une thérapie de couple peut être mise en place en utilisant un dialogue culturellement adapté avec les deux partenaires pour évaluer les idées, les perceptions, les besoins et les attentes

117

afin de surmonter les obstacles à une vie sexuelle saine.[1- 3.]

Conclusion

Le succès du traitement des troubles sexuels dépend de la cause sous-jacente du problème. Le pronostic est excellent pour les dysfonctions liées à un état médical ou psychologique qui peut être traité ou inversé. Les dysfonctionnements légers sont généralement liés à la peur, au stress ou à l'anxiété, qui peuvent souvent être gérés avec succès par l'éducation, l'amélioration de la communication et le conseil à l'un ou l'autre des partenaires, voire aux deux.

Références

Montgomery KA,.(2008). *Sexual Desire Disorders*. Psychiatry (Edgmont), 5(6) : 50-55.

[2]Faubion SS, Rullo JE,.(2015). La *dysfonction sexuelle chez les femmes : A Practical Approach*. Am Fam Physician 2015 Aug 15:92(4) : 281-8.

[3]Jejeebhoy, Shiren J., et Sarah Bolt. (2003). L'*expérience sexuelle non consensuelle des jeunes : A Review OfThe Evidence From Developing Countries*.

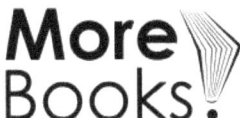
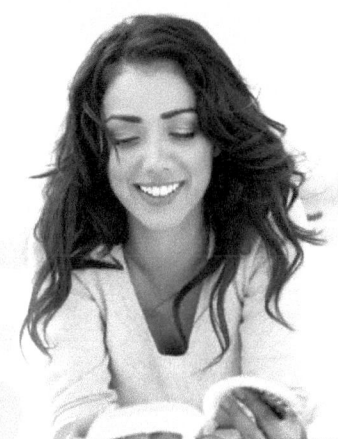
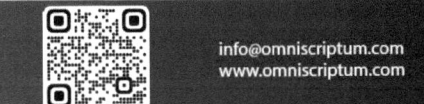
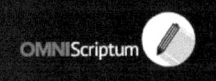

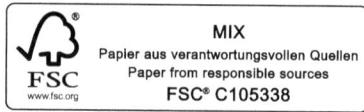
Printed by Books on Demand GmbH, Norderstedt / Germany